독을 빼라
살이 빠진다

깊은나무는 책에 관한 아이디어와 원고를 설레는 마음으로 기다리고 있습니다. 책으로 만들고 싶은 아이디어가 있는 분은 이메일(bookrose@naver.com)로 간단한 개요와 취지, 연락처 등을 보내주세요. 머뭇거리지 말고 문을 두드리세요. 길이 열릴 것입니다.

독을 빼라
살이 빠진다

초판 1쇄 인쇄 | 2015년 5월 11일
초판 1쇄 발행 | 2015년 5월 15일

지은이 | 김소형
펴낸이 | 박영욱 · 정희숙
펴낸곳 | 깊은나무

편집 | 지태진
마케팅 | 최석진 · 임동건
표지 디자인 | 서정희
일러스트 | 방한나
모델 | 김진영

주 소 | 서울시 마포구 월드컵로 14길 62
이메일 | bookrose@naver.com
전 화 | 편집문의 : 02-325-9172   영업문의 : 02-322-6709
팩 스 | 02-3143-3964

출판신고번호 | 제2013-000006호

ISBN 978-89-98822-19-4 (13510)

* 이 도서의 국립중앙도서관 출판예정도서목록(CIP)은 서지정보유통지원시스템 홈페이지(http://seoji.nl.go.kr)와 국가자료공동목록시스템(http://www.nl.go.kr/kolisnet)에서 이용하실 수 있습니다.(CIP제어번호: CIP2015011518)

* 이 책은 깊은나무가 저작권자와의 계약에 따라 발행한 것이므로 이 책의 내용의 일부 또는 전부를 이용하려면 반드시 깊은나무의 서면 동의를 받아야 합니다.
* 책값은 뒤표지에 있습니다.
* 잘못 만들어진 책은 구입하신 서점에서 교환해 드립니다.

독을 빼라 살이 빠진다

김소형 지음

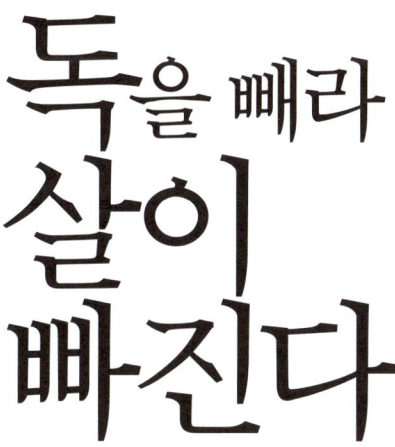

깊은나무

차례

프롤로그 • 9
책을 읽기 전에 | 본초 해독 다이어트란 무엇인가? • 12

Part 01 독소를 알면 살 빠지는 길이 보인다

독이란 무엇인가? • 19
내 몸에 나타난 독소 증상 한눈에 보기 • 22
독소에도 유형이 있다! • 26
고대부터 현대까지 해독에 주목한 이유 • 30

Part 02 본초 해독 다이어트 3주가 답이다

짧고 굵은 3주 다이어트 • 37
3주 후 나타나는 놀라운 변화들 • 39
작심 3일을 작심 3주로 만드는 실천 요령 • 51

Part 03 몸속 클렌징 독이 잘 빠지는 몸 만들기

몸속 클렌징 왜 필요한가? • 61
독이 잘 빠지는 몸을 만드는 몸속 클렌징 3단계 • 63

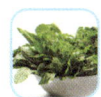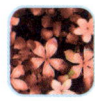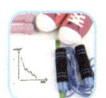

Part 04

본초 해독 다이어트 1주 차
담음(노폐물) 배출하기

노폐물을 배출하면 기초대사량이 높아진다 • 77
Check List_ 담음(노폐물) 지수 • 81
다이어트 1주 차 노폐물 배출하기 수칙 • 83
소화기관을 활성화하는 본초식단 | 담음 배출 본초수 & 본초녹즙
척추를 바로잡는 거들운동

Part 05

본초 해독 다이어트 2주 차
어혈(나쁜 피) 풀기

어혈을 제거하면 혈액순환이 개선된다 • 107
Check List_ 어혈 지수 • 111
다이어트 2주 차 나쁜 피 풀기 수칙 • 113
맑고 깨끗한 혈액을 만드는 본초식단 | 혈액순환 본초수 & 본초녹즙
하트 엉덩이를 되돌려주는 거들운동

Part 06

본초 해독 다이어트 3주 차
수독(물독) 빼내기

수독이 빠지면 부종이 가라앉는다 • 137
Check List_ 수독 지수 • 141

다이어트 3주 차_ 수독 빼내기 수칙 • 143
수독을 제거하는 본초식단 | 수독 배출 본초수 & 본초녹즙
허벅지를 튼튼하게 만드는 거들운동

Part 07 본초 해독으로 맑아진 몸 유지하기

3주 후의 변화 • 171
독이 잘 빠지는 몸을 유지하는 식습관 ❶ 에너지 효율을 높이는 녹채식 • 177
독이 잘 빠지는 몸을 유지하는 식습관 ❷ 내 몸의 소금기를 없애는 저염식 • 183
독이 잘 빠지는 몸을 유지하는 식습관 ❸ 살이 빠지는 색깔의 과학 • 187
독이 잘 빠지는 몸을 유지하는 식습관 ❹ 지친 몸을 깨우는 주말 단식 • 191
독이 잘 빠지는 몸을 유지하는 식습관 ❺ 클렌징 마법사! 식이섬유 & 유산균 • 194

Part 08 부분 다이어트 원하는 부위를 확실하게 뺀다

복부 비만
몸은 말랐는데 아랫배가 불룩하다 • 201
윗배가 아랫배보다 많이 나왔다 • 203
옆구리에 살이 쪄 두루뭉술하다 • 206

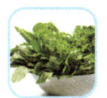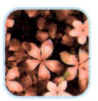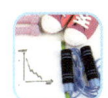

상체 비만
가슴이 크고 처졌다 • 209
팔에 살이 쪘다 • 211
등에 살이 쪄 옷맵시가 안 난다 • 214
상체만 살이 쪘다 • 217
어깨에 군살이 많고 반듯하지 않다 • 219

하체 비만
다리 전체가 굵다 • 222
허벅지가 뚱뚱하다 • 225
특히 종아리가 통통하다 • 231
발목이 두껍다 • 235

얼굴 비만
아침이면 얼굴과 눈이 붓는다 • 237
얼굴에 살이 쪄 볼이 처졌다 • 241
목에 살이 찌고, 주름이 있다 • 244
볼이 통통하다 • 247

프롤로그

몇 년 전부터 해독은 우리 사회의 중요한 화두가 되고 있다. 의식주에 독소가 넘쳐나는 상황을 감안하면 당연한 일이 아닐 수 없다. 이러한 열풍에 불을 지핀 것은 독을 빼고 살까지 빠지게 만들어주는 해독 다이어트다. 그런데 마냥 좋을 것 같은 해독 다이어트의 결과는 천차만별이다. 누구는 3~4일 만에 살이 확 빠지고 건강해지는데, 누군가는 몸이 더 붓고 기력이 떨어진다. 건강을 찾기 위해 한 노력이 오히려 몸을 더 살찌게 하고 건강을 악화시킨다면, 그것만큼 억울한 일이 또 있을까.

"해독 요법이라고 해서 많이 시도해봤는데 잘되지 않더군요."
"며칠째 해독 주스만 마시는데 영 살이 빠지지 않아요."
"몸의 냉증이 너무 심해졌어요."

이 시점에서 내가 말하고 싶은 것은 독소에는 유형이 있다는 것이다. 따라서 독소의 유형에 맞추어 해독을 진행하면 속도도 빠르고 효과도 크다. 반대로 유형을 고려하지 않은 경우에는 도리어 건강을 상하게 할 수 있다.

한방에서는 독소 유형을 셋으로 나눈다. 담음, 어혈, 수독이 그것이다. 비만인 사람들 중에는 세 가지 독소 유형이 모두 심하게 나타나는 사람도 있고, 이 중 일부만 유독 심한 사람도 있다. 개개인의 체질과 생활 습관에 따라 다르게 나타나기 때문에 자신의 독소 유형을 제대로 파악하는 게 중요하다.

담음형 비만 담음은 신진대사에 장애가 생겨 영양분이 고루 퍼지지 못해 쌓인 노폐물이다. 담음 독소는 위장과 대장이 안 좋은 경우에 심해지는데, 영양분이 필요한 곳으로 옮겨지지 않아 각 기관의 에너지대사가 약해지는 것이다. 몸 내부의 기관이 제대로 움직이지 않으니 소모되는 열량 자체가 적어져 생기는 비만이다.

어혈형 비만 어혈은 혈액순환을 방해하는 비생리적인 혈액 독소를 말한다. 어혈형 비만은 여성에게 많이 나타나는데 혈액순환이 잘되지 않아 생리통이 점점 더 심해지고 몸이 냉하며 쉽게 붓는다.

수독형 비만 수독은 몸속 수분을 밖으로 배출시키지 못해 불필요한 수분이 몸에 남아 독毒이 된 것이다. 수독형 비만인 사람은 배출 기능이 떨어지는 경우가 많기 때문에 다이어트에 좋다고 하여 무턱대고 물을 많이 마시면 몸이 더 붓고 건강이 나빠진다.

본초本草 해독 다이어트에서는 한 주에 한 가지씩 자신의 독소 유형을 살피고 해독하는 시간을 갖는다. 이때 사용하는 주재료는 '본초'인데, 본초란 약성을 가진 천연 재료를 가리키는 말이다. 돼지고기나 닭고기, 대추, 밤, 콩, 감이나 수박, 오이 등 주변에서 쉽게 구할 수 있는 대부분의 식재료가 본초에 속한다. 더불어 활용법도 간단한데 본초를 넣고 끓인 물을 식수 대용으로 마시거나, 밥이나 반찬을 할 때 본초를 함께 넣어 섭취하는 식이다. 자신의 라이프 스타일을 크게 바꾸지 않아도 적용할 수 있고, 누구나 쉽게 따라 할 수 있다.

독소가 쌓인 상태로 사는 건 팔다리에 무거운 추를 매달고 지내는 것과 같다. 추를 떼지 않아도 일상생활에 큰 지장은 없겠지만 무엇을 하든 남보다 더 많은 힘이 들고 쉽게 지치게 된다. 본초 해독 다이어트는 팔다리에 묶여 있는 추를 풀어내기 위한 과정이다. 이 추를 성공적으로 풀어낸다면 건강한 일상을 되찾는 것은 물론 날씬한 몸매까지 얻게 될 것이다.

| 책을 읽기 전에 |

본초 해독 다이어트란 무엇인가?

'다이어트에 성공하려면 천천히 오래해야 한다'는 생각은 착각이다. 수많은 임상 경험을 통해 긴 다이어트는 환자를 지치게 하고 결국 포기하게 만든다는 사실을 깨달았다. 또한 최근 여러 실험에서 '장기간에 걸쳐 다이어트를 해야 요요 현상이 없다'는 속설은 신빙성이 없음이 증명되었다. 따라서 우리가 마음을 먹고 제대로 집중할 수 있는 '3주'를 다이어트 기간으로 정했다.

모든 다이어트의 기본은 식이요법과 운동이다. 3주간 진행되는 본초 해독 다이어트 역시 이와 같은 맥락을 따르고 있다. 물론 일반적인 다이어트와는 목적이 조금 다르다. 칼로리 제한에 초점을 맞추기보다는 해독에 초점을 두기 때문이다.

일반적으로 알려진 해독 다이어트 중에는 극단적인 단식을 요구하는 것들도 있다. 이런 해독 다이어트를 한 사람들 대부분은 요요 현상 등의 부작용을 호소한다. 대부분 독소와 해독에 대한 이해 없이 접근했기 때문이다.

본초 해독 다이어트는 몸속의 독소를 빠르게 배출시키는 본초식단을 기본으로 한다. 더불어 독소가 쌓이는 것을 막아주고 몸매를 매끈하게 만들어주는 거들클렌징운동GCT, Girdle Cleansing Taichi을 병행한다. 3주간의 다이어트 핵심 비법이 될 본초식단과 거들클렌징운동이 과연 무엇인지 살펴보자.

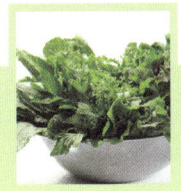 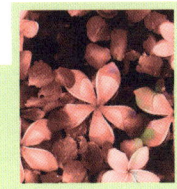 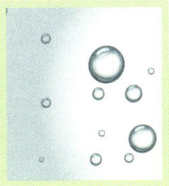 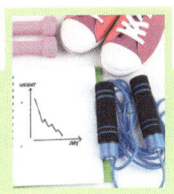

먹음으로써 해독하는 치료 음식 '본초'

의학의 아버지 히포크라테스는 "약이 음식이 되게 하고 음식이 약이 되게 하라"라고 말했다. 평소 좋은 음식을 먹는 것이 백약을 먹는 것보다 낫다는 뜻이다. 실제 약 중에는 특정 식물이나 식품에서 추출하는 경우가 많기 때문에, 조금만 살펴보면 우리 주위에도 약으로 활용된 식품들이 참 많다. 예를 들어 엉겅퀴에서는 실리마린 성분을 추출해서 간에 좋은 약으로 사용해왔는데, 이 엉겅퀴의 순을 말려서 사용한 음식이 바로 '곤드레'다.

이렇게 몸을 치료해주는 식품을 통칭해 '본초'라고 부른다. 산모에게 좋다는 미역, 부기에 좋다는 팥이나 호박, 기력 회복에 좋다는 붕어, 닭고기, 개고기 등 인체에 활력과 건강을 가져다주는 것이라면 동물성, 식물성은 물론 광물성 소재까지 모두 본초에 속한다. 그중 가장 많이 활용되는 것은 식물성 본초로 지구상 50만여 가지 식물 중 5000여 가지가 본초로 사용되고 있다.

3주 본초 해독 다이어트에서는 식이요법에 해당 본초를 적용한다. 이때 중요한 것은 독소의 유형에 맞춘 본초식을 활용한다는 점이다. 1주 차는 소화기관을 활성화시켜 담음 독소를 제거하는 본초식을 활용하며, 2주 차에는 맑고 깨끗한 혈액을 만들고 어혈 독소를 없애는 데 도움을 주는 본초식을, 3주 차에는 몸속에 적체된 수분을 없애 수독을 빼내주는 본초식을 쓴다. 더불어 독소 해소에 좋은 본초녹즙과 본초수水에 대한 정보도 담아 활용할 수 있도록 했다. 대부분 구하기 쉽고 활용도가 높은 본초를 적용했으므로 3주 동안 식단을 잘 따른다면 원하는 목표를 쉽게 달성할 수 있을 것이다.

몸매 라인을 살려주는 신개념 해독 운동 '거들클렌징운동'

우리 몸의 독소를 효율적으로 배출하게 하는 동작은 다이어트 시 큰 도움이 된다. 거들클렌징운동의 동작들은 우리 몸의 가장 중심이 되는 핵심 근육 core muscle을 독소가 잘 배출되도록 움직이는 동작들이다.

속칭 거들운동이라 불린다. 여성 보정 속옷인 거들을 입었을 때 덮히는 부위인 복근, 허리근육, 골반근육, 대퇴근육을 집중적으로 사용하기 때문이다. 전통 무술인 태극권을 모티브로 한 이 운동은 독소를 빠르게 배출되도록 도울 뿐만 아니라 독소가 잘 쌓이지 않는 체질로 만들어준다. 더불어 하체 몸매까지 예쁘게 잡아주는 해독 운동이다.

다이어트 1주 차에는 척추를 올바르게 펴는 거들운동을 한다. 척추를 펴서 눌려 있는 위를 정상화시키면 담음 노폐물이 쌓이는 것을 미연에 방지할 수 있다. 2주 차에는 하트 엉덩이로 되돌려주는 거들운동을 통해 복부 어혈을 집중적으로 관리한다. 3주 차에는 꿀벅지를 만들어 수독으로 인한 하체 부종 개선에 힘쓴다. 독소별 맞춤 거들운동은 해당 부위는 물론 몸 전체에 열을 발생시켜 신진대사를 활성화시킨다. 우리 몸의 신진대사가 빨라지면 독소가 잘 배출되는 것은 물론 살이 잘 빠지는 체질로 변화한다.

   거들운동은 간단하다. 누구나 따라 할 수 있는 제자리 동작으로 장소의 구애를 받지 않는다. 하루 20분만 투자하면 몸매 라인이 살아나는 것은 물론 해독 다이어트의 효과가 배로 높아질 것이다.

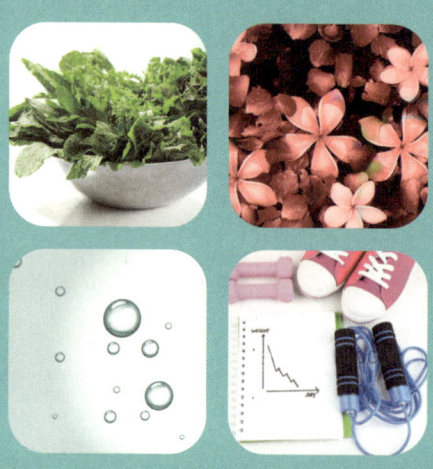

Part 01

독소를 알면
살 빠지는 길이
보인다

독이란 무엇인가?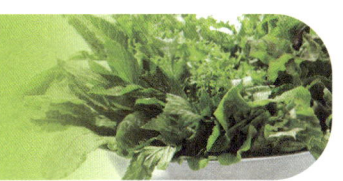

'표독스럽다, 독해졌다, 독종이다……'

모두 독이라는 글자를 사용한 표현들이다. 이러한 표현들을 접하면 푸석푸석하고 거칠어 보이는 피부와 빗자루 같은 머릿결, 신경질적인 표정, 딱딱하고 우울한 분위기 등이 연상된다. 또한 성격이 괴팍한 사람이 떠오를 것이다. 놀라운 사실은 우리가 떠올리는 이 직관적인 이미지들이 실제 독소가 쌓일 때 나타나는 현상과 매우 흡사하다는 점이다.

독(독소)은 인체의 정상적인 세포 활동과 생명 활동을 방해하는 모든 종류의 해로운 요소를 의미한다. 독은 공기나 물, 식품 등에 섞여 호흡 도중이나 음식물을 섭취하는 과정에서 체내로 들어오며, 인체의 대사 과정에서 자체적으로 생겨나기도 한다. 결과적으로 독은 몸의 외부와 내부에서 끊임

없이 발생한다.

현대를 살아가는 우리는 수많은 독소에 노출되어 있다. 환경오염으로 인한 각종 매연, 분진, 중금속 등이 거리에 넘쳐나고, 자연식품보다는 수많은 화학 첨가물로 범벅되어 있는 가공식품이 주식이 된 지 오래다. 이뿐만 아니라 각종 생존경쟁으로 인한 정신적 독소, 즉 스트레스 역시 나날이 높아져만 가고 있다.

독이 쌓이면 몸 상태가 변하기 시작한다. 위에서 잠깐 언급한 '독' 자가 들어간 표현들이 일으키는 이미지와 비슷한 상태가 된다. 피부건조증, 아토피, 여드름 등 거칠고 트러블이 많은 피부로 변하고, 불면증이나 잦은 두통이 생겨 성격 역시 신경질적으로 바뀌는 경우가 많다. 스트레스를 해소하기 위해 폭식이나 야식을 일삼게 되고 그리하여 변비나 설사에 시달리기 쉽다. 결국 이렇게 쌓인 독소들은 신진대사와 혈액순환 등을 저하시켜 살이 쉽게 찌고 빠지지는 않는 체질로 만든다. 비만 상태가 유지되는 것이다.

현대 의학에서는 독성이 있는 뱀 또는 곤충에게 물리거나 독극물에 의한 급성 중독이 발생한 경우 이외에는 해독 치료를 사용하는 일이 거의 없다. '독소'의 존재를 거의 인정하지 않는 것이다. 하지만 각종 대사 과정에서 생성되는 노폐물, 활성산소, 염증유발물질 등의 신체 독소와 화, 짜증, 스트레스 등과 같은 마음 독소는 현대 의학에서도 독으로 인정하고 있다. 왜냐하면 이들 대부분은 만성질환의 주원인으로 지목되고 있기 때문이다. 특히 암의 발생은 만성적인 염증과 지속적인 산화 스트레스와 관계가 깊다.

그렇다면 우리 삶 속에 깊숙이 스며들어 몸을 병들게 하는 독에 대처하는 방법은 무엇일까? 답은 바로 해독이다. 해독 요법이란 몸속에 축적된 독소를 배출시키거나 중화시켜 신체기관과 면역 체계의 기능을 정상화시키고 다이어트를 도와주는 건강 요법이다. 단순히 살을 빼는 것을 넘어 건강을 회복하는 데 큰 도움을 준다.

나 역시 해독으로 다이어트 효과를 톡톡하게 경험한 사람이다. 대학교 입시를 겪으면서 비만해진 몸을 해독 요법으로 바꾸었기 때문이다. 한의사인 아버지의 도움으로 경험하게 된 그 놀라운 효과는, 그 뒤 해독 요법을 바탕으로 한 비만 치료에 나서게 된 시발점이 되었다.

본초 해독 다이어트에서는 균형을 이룬 영양 본초식단과 체계적인 맞춤 거들운동으로 독을 뺀다. 이런 활동은 다이어트에 큰 도움을 준다. 노폐물의 배출과 대사 활성화를 통해 면역력과 기초대사량을 높여 살이 잘 빠지는 체질로 만들어주기 때문이다.

내 몸에 나타난 독소 증상 한눈에 보기

독毒한 A양의 아침

아침에 일어나서 환기를 시키기 위해 창문을 연 A양은 아래층 베란다에서 올라오는 담배 연기에 눈살을 찌푸리며 창문을 닫았다. A양은 아침을 먹기 위해 며칠 전에 마트에서 사 온 즉석 수프와 토마토 통조림을 먹기로 했다. 바쁜 아침에 설거지까지 하면 시간이 부족할 것 같아서 수프가 담긴 플라스틱 용기 그대로 전자레인지에 넣고 데웠다. 아침을 먹으면서 신문을 보는 것은 그녀의 오랜 습관이다. 오늘 신문에는 별다른 이슈가 없었다. 씻기 위해 샤워룸으로 들어간 그녀는 뜨거운 물을 틀었다. 향기가 좋아서 구매한 샴푸로 머리를 감고, 얼마 전 반값 할인 행사에서 구매한 폼클렌저로 세수를 했다. 생각보다 사용감이 괜찮아 좀 더 구매하지 못한 게 아쉬웠다. 샤워를 마치고 나온 그녀는 오늘 회사에서 중요한 미팅이 있다는 사실을 기억해냈다. A양은 얼마 전 드라이크리닝을 한 아끼는 옷을 꺼내 입었다. 비비크림 등으로 가볍게 메이크업을 끝낸 A양은 출근을 하기 위해 신발장에서 구두를 꺼냈다. 깔끔한 성격인 그녀는 신발장에서 약간 퀴퀴한 냄새가 나는 것 같아서 살균방향제를 한 번 뿌리고 집을 나섰다.

A양이 잠자리에서 일어나 출근을 하기까지 걸린 시간은 두 시간 남짓이다. 그 짧은 시간 동안 A양은 얼마만큼의 독소에 노출되었을까? 그녀는 우리가 상상하는 것 이상의 독소에 노출된 아침을 보내고 있었다.

A양을 공격한 독소들

- **담배 연기** 체내 산소 흡입력을 떨어뜨리는 일산화탄소 및 수십 종의 유해 발암물질
- **눈살 찌푸리기** 만병의 근원이라 불리는 스트레스
- **창문 닫기** 호흡기 질환 등을 일으키는 농도 짙은 미세 먼지
- **즉석 수프** 화학조미료, 유화제, 에탄올, 방부제 등 각종 독성 식품첨가물
- **토마토 통조림** 유전자조작, 기형아 출산을 일으키는 산화방지제 등
- **열을 가한 플라스틱 용기** 각종 암, 불임 등을 유발하는 환경호르몬

- **신문** 뇌에 치명적인 손상을 일으키는 암모니아, 페놀, 톨루엔 등의 유해 화학물질
- **샤워기의 뜨거운 물** 수돗물의 온도가 올라가면 발생하는 독성 클로로포름
- **샴푸 & 폼클렌저** 피부 노화, 아토피, 천식, 비염을 일으키는 계면활성제 등
- **드라이크리닝** 1차 세계대전 때 독가스로 사용된 퍼클로로에틸렌 등
- **비비크림** 내분비계 교란, 유방암 등을 발생시키는 파라벤, 페녹시에탄올, 미네랄오일 등
- **살균방향제** 피부염을 일으키는 초산에틸, 초산부틸, 자일렌 등

집 밖으로 나선 A양은 아침에 경험한 것보다 더 많은 독성 물질의 공격을 받을 것이다. 문제는 이런 A양의 일상이 우리의 일상과 크게 다를 바 없다는 점이다. 우리 모두 다량의 독소에 매일 노출되며 살아가고 있다. 그리고 이 독소들은 매일 몸에 쌓인다. 어느 순간 몸이 버틸 수 있는 한계치 이상이 되면 독소는 몸의 균형을 무너트리고 각종 증상을 일으킨다. 두통, 어지럼증, 탈모, 불면증, 각종 염증성 질환 등 처음에는 일시적으로 나타난 증상들이 얼마 지나지 않아 또다시 나타나게 되고, 이내 약물치료로도 해결되지 않는 만성질환이 된다. 독소로 병들어가는 몸의 증상을 확인해보면 다음과 같다.

독소에 중독된 몸이 보내는 신호

머리카락_ 모발에 윤기가 없이 푸석푸석하다. 탈모가 급격히 진행된다.

머리_ 머리가 무겁게 느껴진다. 어지럼증, 만성 두통, 불면증이 생긴다.

눈_ 항상 눈이 무겁고 침침하며 시야가 흐려지기도 한다. 충혈과 가려움증이 생긴다.

코_ 코가 막히고 비염 또는 재채기를 동반한다.

귀_ 청신경이 자극을 받아 귀가 울리면 통증이 느껴진다. 염증이나 가려움증이 생긴다.

피부_ 여드름, 기미 등의 피부 트러블이 생긴다. 피부 건조, 두드러기, 아토피 등의 알레르기 증세를 보인다.

입_ 입안이 자주 헐고, 혓바늘이 돋는다. 잇몸이 부르트기도 한다.

심장_ 심장의 박동이 빠르고 거세며 불규칙하다.

폐_ 숨을 가쁘게 몰아쉰다. 호흡곤란 및 천식과 기관지염을 일으킨다.

위_ 속이 메슥거리고 소화불량 및 구토 등의 증세가 나타난다.

장_ 잦은 설사나 변비 등의 배변 이상을 보인다.

관절_ 관절이 뻣뻣해지면서 통증이 느껴진다. 관절에 염증이 생긴다.

독소에도 유형이 있다!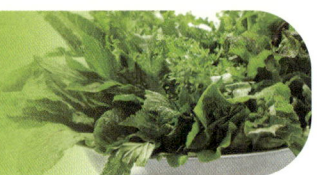

현대인이 일상적으로 독소에 노출되어 있다는 사실은 이미 많이 알려졌다. 한방에서는 이러한 독소들이 체질적으로 약한 체내 기관에 모여들어 문제를 일으킨다고 본다. 따라서 개인의 체질과 상황에 따라 독소 역시 각기 다른 유형을 보이게 되는데, 그것을 크게 '담음', '어혈', '수독'으로 구분한다. 그리고 각각의 독소가 생기는 원인과 작용하는 부위가 다르기 때문에 해결법 역시 다르다.

독소 유형에 따른 증세와 부작용 그리고 해결법은 다음과 같다. 여기서 유의해야 할 점은 한 사람에게 한 가지 독소 유형만 나타나는 게 아니라는 점이다. 세 가지 독소 유형에 모두 해당하는 사람도 있고, 한두 가지가 유난히 높게 나타나는 경우도 있다. 각 증세를 보고 자신이 해당하는 독소 유형이 어느 것인지 살펴보면 도움이 될 것이다.

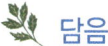 담음

담음이란 인체 내에서 각종 물질의 이동을 방해하는 독소를 뜻한다. 보통 위장이나 대장이 약한 사람들에게 잘 나타난다. 영양분의 흡수와 이동이 원활하지 않다 보니 수분이나 영양분 등의 이동이 느려지고 각 기관이나 세포에 닿지 못한 채 쌓이게 된다. 이렇게 정체된 노폐물들이 바로 담음으로 경락, 피부, 복부, 심장, 혈관 등에 쌓여 수분과 영양분 등 각종 물질의 이동을 방해하고 신진대사 장애를 일으킨다. 또한 지방으로 저장된 잉여 에너지를 인체가 필요로 할 때 가져다 쓰지 못하게 만들어 비만에 이르게 한다. 따라서 먹는 음식량이 예전과 별반 달라지지 않았는데도 별다른 이유 없이 살이 찐다면 담음 비만일 확률이 높다.

    담음이 있으면 얼굴이 누렇게 뜨고, 눈 밑이 검게 그늘지며, 변비와 복통을 호소하는 경우가 많다. 담음이 머리에 있으면 어지러움과 두통을 유발하며, 복부에 있으면 속이 거북하고 안 먹어도 헛배가 부르다. 이외에도 담음은 만성피로를 비롯한 모든 질병의 원인으로 작용한다.

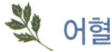 어혈

혈액순환이 원활하지 않아 피가 몸 안의 일정한 곳에 머무르다 뭉친 것으로 흔히 '죽은 피'를 일컫는다. 어혈은 주로 몸을 차게 해 혈액순환에 문제가 생기거나 생리통이나 생리 불순이 심할 때, 스트레스 등으로 화가 쌓여 피가 더워지고 혈액의 점도가 높아질 때 생긴다. 어혈이 많아지면 자연히 혈액순환 장애가 일어난다. 또 노폐물이 배설되지 않고 체내에 쌓여 부종을 일으키고 이것이 바로 비만으로 이어진다.

손톱 끝을 꾹 눌렀다 놓았을 때 흰색에서 붉은색으로 바뀌는 속도가 느리고 시시때때로 가슴이 두근거리고 숨이 가쁘다면 체내에 어혈이 많을 가능성이 높다. 또한 배를 눌렀을 때 통증이 느껴지는 곳이 많다면 하복부에 다량의 어혈이 머물러 있을 가능성이 높다. 입술과 혀의 색을 통해서도 어혈 진단이 가능한데, 입술이 검푸른 빛을 띠고 혓바닥에 검붉은 반점이 군데군데 있으면 어혈이 많다는 증거다.

 수독

인간은 땀과 소변, 대변을 통해 수분을 포함한 노폐물을 몸 밖으로 끊임없이 배출하는데, 이때 정상적으로 내보내지 못한 수분이 쌓여 수독이 된다.

체내에 쓸데없는 수분이 축적되는 원인을 가장 잘 설명하는 개념이 바로 '수분 적체water retention'다. 수분 적체란 순환계나 신체의 조직 또는 복강 내에 수분이 비정상적으로 쌓인 것을 가리킨다. 몸에 불순물이 생기거나 침입하면 세포는 보호 시스템을 가동하는데, 이때 세포는 인체의 피해를 최소화하기 위해 불순물을 희석할 수분을 저장한다.

예를 들어 짠 라면을 먹고 자면 얼굴이 붓는 경우가 많은데, 이것은 몸에 들어온 과량의 염분으로부터 인체를 보호하기 위해 세포가 물을 저장한 결과다. 이렇게 정상 상태보다 세포의 물 보유량이 많아지면 개별 세포의 덩치가 커지면서 우리 몸의 대사순환이 느려진다. 또한 부기가 365일 지속되어 수독 비만으로 직결된다.

고대부터 현대까지 해독에 주목한 이유

해독 다이어트 효과를 톡톡하게 경험한 나는 자연스럽게 해독 의학에 관심을 가지게 되었다. 국내외 고서와 외국 원서를 다양하게 구해 읽으며 관련 공부를 했고 그 과정에서 해독 요법이 먼 옛날부터 중요시되던 치료법 중 하나라는 사실을 알게 되었다.

고대 의학의 원전이라 할 수 있는 『황제내경』의 평열병론을 보면 "사기소주 기기필허(邪氣所湊 其氣必虛)"라는 구절이 나온다. 사기는 반드시 기운이 허약한 곳에 머무른다는 뜻으로, 이는 신체 중 특히 건강치 못한 기관에 독소가 가득하다는 해독 요법의 이론과 통한다고 볼 수 있다.

당시로는 상상하기 힘든 외과적 치료를 행한 고대 이집트에서도 해독 요법의 흔적을 발견할 수 있다. 기원전 1550년 무렵에 만들어진 고대 이집트 의학서인 『에베르스 파피루스』를 보면 장 해독으로 질병을 치료했다는 기록이 나온다. 현대 의학의 관장과 매우 비슷한데, 갈대를 이용해 직장에 물을 흘려보내 숙변을 배출시키는 것이다. 뿐만 아니라 과거 우리나라는 물론 중국, 유럽, 인도 등에서 해독 요법의 일종인 단식, 땀 등의 노폐물 배출로 병을 치유했다는 기록이 곳곳에서 발견된다.

고대부터 활용된 해독 요법이 5~6여 년 전부터 또다시 화제가 되고 있다. 다이어트 방법으로 부각된 해독 요법은 사람들 사이에서 '건강까지 되찾아주는 요법'으로 인식되기 시작했다. 현재 매스컴에서 다루는 건강 정보의 대다수가 해독과 관련이 있다고 해도 과언이 아니다.

언제인가 엄마와 함께 마트에 간 적이 있다. 과일 코너에는 유독 레몬이 잔뜩 쌓여 있었고, 많은 사람들의 카트에는 레몬이 박스째로 들어가 있었다. 엄마의 눈에는 그 모습이 좀 낯설었는지 이상스럽다는 듯 내게 물었다.

"저 여자들은 뭘 만들기에 레몬을 저렇게 많이 사 가니?"

"요즘 레몬 해독 치료가 유행이잖아요. 레몬으로 체내 노폐물을 제거해서 살도 빼고 피부도 곱게 만든다고 방송에 엄청 나오는데 못 보셨어요?"

많은 사람들이 레몬을 사 가는 모습을 보고는 엄마 역시 레몬을 한 박스 샀다. 해독 요법이 유행하면서 마트 풍경마저 바뀌고 있다. 이후 선풍적인 관심을 모은 '마녀 수프'와 '해독 주스' 다이어트 역시 그 원리는 해독에 있다. 과일·채소로 만든 수프나 주스를 먹고 독소와 노폐물을 빼는 것을 기본으로 하기 때문이다. 이 밖에 요즘 유행하는 대부분의 다이어트를 보면 그 원리가 해독에 있다는 것을 알 수 있다.

"해독 다이어트의 선구자신데요, 엄청난 해독 열풍에 대해 어떻게 생각하세요?"

평소 알고 지내던 건강 프로그램의 작가에게 받은 질문이다. 지금이야 해독에 관해 구구절절 말하지 않아도 환자들이 먼저 알고 찾아오지만, 과거 해독 다이어트 치료를 시작할 때만 해도 이게 무엇인지 일일이 설명하고 설득해야 할 정도로 낯선 개념이었다. 그때와 비교하면 해독 요법이 주목을 받는 지금의 현실이 내심 뿌듯하다.

조금 걱정스러운 건 인기가 많을수록 검증되지 않은 정보와 사이비 치료가 늘어난다는 점이다. 며칠 전 신문에서 정확하지 않은 방법으로 관장을 해서 항문 질환에 걸린 사람이 많아졌다는 안타까운 소식도 접했다. 해독 요법은 인체의 자가 치유력을 높여 건강을 되찾고 살도 빠지게 하는 훌륭한 치료법이다. 하지만 검증된 기관이나 정확한 정보를 통해 해독을 해야 안전하다는 사실을 잊지 말자.

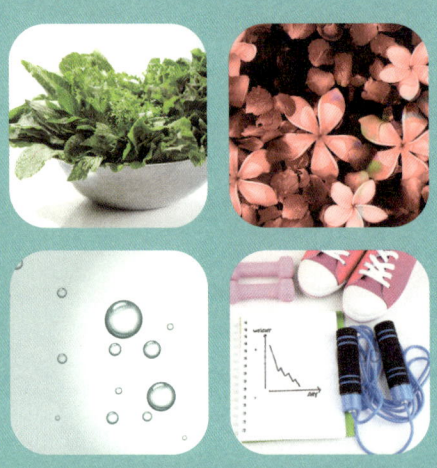

Part 02

본초
해독 다이어트
3주가 답이다

짧고 굵은 3주 다이어트

다이어트 전문 병원을 막 개원했을 때, 나 역시 환자에게 무리를 주지 않는 약한 강도로 장기간에 걸쳐 다이어트를 하는 것이 효과적이라고 생각했다. 다이어트에 실패하는 요인이 지키기 힘든 식이요법과 운동이라고 생각했기 때문이다. 하지만 다이어트를 하겠다는 독한 마음을 무너뜨리는 더 큰 요인이 있었다. 그것은 바로 '사회적 관계'였다.

"원장님, 다이어트 도시락을 싸가지고 다니면서 혼자 밥을 먹다 보니 회사 동료와 소원해진 것 같아요. 또, 못 먹는 음식이 많다 보니 남자 친구랑 데이트를 할 때도 자꾸 트러블이 생기는 것 같아 속상하고요."

과거 나에게 치료를 받은 환자의 하소연이다. 기대한 대로 살이 잘 빠지고 있었지만 그녀는 지금껏 자신이 유지해온 라이프 스타일에서 너무 벗어나 있는 것을 못 견뎌 했다. 다이어트가 사회적 소외감을 불러일으킨 것이다. 그 뒤로도 나는 이러한 부담감을 토로하는 환자를 여럿 만났다.

이와 같은 일련의 과정을 거치면서 내가 느낀 점은 약하고 긴 다이어트보다는 '짧고 굵은' 다이어트가 효과적이라는 사실이다. 즉 식생활과 운동을 90도로 바꿔서 3개월 동안 다이어트를 하는 것보다는, 180도 바꿔서 3주 동안 행하는 것이 낫다는 결론에 이르렀다. 실제로 성공률도 기존보다 40% 이상 증가했다. 대단한 변화였다.

"단기간에 살을 빼면 요요 현상이 오지 않을까요?"

많은 사람들이 짧고 굵은 3주 다이어트의 '요요 현상'을 걱정한다. 하지만 이미 외국 임상실험에서 다이어트 성공률과 기간은 아무런 상관관계가 없음이 밝혀졌다. 요요 현상을 일으키는 원인은 잘못된 방법의 극심한 다이어트지, 체계적으로 맞춤화한 강력한 다이어트가 아니다.

앞으로 우리는 3주 동안 각각의 단계별로 맞춤화한 식습관과 운동을 병행해나갈 것이다. 일상에서 벗어나지 않고 행할 수 있는 데 초점을 맞춘 현실적인 다이어트며, 우리가 굳은 의지를 유지할 수 있는 기간에 집중한 다이어트다.

딱 3주만 제대로 마음먹고 집중하자! 수십 년간 실패해온 다이어트를 짧은 시간에 성공하는 기적을 경험할 수 있을 것이다.

3주 후 나타나는 놀라운 변화들

체중 변화 외에 해독 다이어트가 선사하는 가장 큰 선물 중 하나가 피부 변화다. 우리 병원을 찾는 환자들 중 15%가 피부 질환 환자다. 비만을 전문으로 다루는 병원에 피부 질환 환자들이 오는 이유는 무엇일까? 환자들에게 물어보니 해독 다이어트를 통해 피부까지 좋아진 지인들을 보고 찾아왔다는 답변이 가장 많았다.

해독 다이어트로 얻을 수 있는 가장 큰 효과는 몸속 독소를 제거하여 비만한 체질을 개선하는 것이다. 동시에 면역력 등 체내 밸런스가 회복된다. 그래서 하루하루가 지날수록 피부 질환, 변비, 잦은 두통 등의 만성질환이 나아지는 것을 느낄 수 있다.

3주는 짧은 시간이다. 하지만 '독소'와 '해독'을 온몸으로 느끼는 3주의

시간은 앞으로 인생에 중요한 영향을 미칠 것이다. 본초 해독 다이어트가 불러오는 놀라운 변화들을 구체적으로 살펴보자.

 살 안 찌는 체질로 전환

비만 환자들 중에는 물만 먹어도 살이 찌는 최악의 체질을 갖고 있는 이가 있다. 많이 먹지도 않는데 살이 찌는 것이다. 정말 억울한 일이 아닐 수 없다. 이들이 살을 빼고 감량한 체중을 유지하기 위해서는 이른바 '걸그룹 식단'으로 평생을 살아가야 한다. 하지만 이게 가능한 일일까? 많은 이들이 다이어트를 중도에 포기하는 이유다.

해독 다이어트는 비만이 되는 원인인 독소를 제거한다. 그 결과 살이 잘 안 찌는 체질로 바뀐다. 그래서 다이어트 기간에 어느 정도 제한된 식사와 생활요법을 병행해서 체질을 바꾸고 나면 정상적인 건강한 식단으로도 체중을 유지해나갈 수 있다.

 독소와 함께 빠져나간 체중

몸속에 있는 숙변만 제거해도 몸무게의 1~2kg이 준다(내가 치료한 어느 환자는 정말 놀랍게도 3kg 이상 줄었다). 한눈에 드러나는 해독 다이어트의 효과는 정직한 체중 감량이다. 근본적인 체질 개선과 함께 이런 눈에 띄는 변화가 없었다면 해독 다이어트 역시 한때의 유행처럼 번지다 사라지고 말았을 것이다.

해독 다이어트는 우리 몸의 신진대사를 원활하게 해주고, 혈액순환을 개선해준다. 그리고 몸속에 있는 각종 담음 노폐물과 어혈, 쓸데없는 수분까지 빼내준다. 이러한 모든 과정은 몸속에 쌓인 지방과 각종 찌꺼기를 없애주는 일이라서 체중 감량 효과가 나타날 수밖에 없다. 체질과 상태에 따라 다르므로 어느 정도 체중이 빠진다고 정확히 말할 수는 없지만 평균적으로 3주에 6~8kg은 거뜬히 빠지는 것을 많이 목격했다.

반짝반짝 물광 피부 미인

체중 감량과 함께 나타나는 해독 다이어트의 돋보이는 효과는 눈에 띄게 아름다워진 피부다. 사실 해독 다이어트는 비만 환자뿐만 아니라 살을 뺄 필요가 없는 사람들도 많이 한다. 물론 그 이유는 피부 미용 효과 때문이다.

피부 미인이 되기 위해 우선시해야 할 것은 값비싼 화장품이 아니라 독소를 빼내는 일이다. 독소가 빠지면 신체의 모든 컨디션이 나아진다. 인체의 가장 거대한 기관인 피부가 좋아지는 것은 당연지사다. 일반적인 다이어트를 하면 영양을 제대로 공급받지 못해 피부가 상하지만, 해독 다이어트를 하면 원활한 신진대사 덕분에 영양을 효과적으로 전달받은 피부가 맑고 깨끗하게 되살아난다.

 만성질환에서 탈출

비만 환자는 왜 이리 아픈 곳이 많은 것일까. 두통도 있고, 관절도 안 좋고, 소화도 안 되고, 변비도 심하고……. 그야말로 살아 움직이는 종합병원이다. 비만 환자를 끊임없이 괴롭히는 만성질환 역시 체내 독소로 인한 현상이다. 따라서 독소를 제거하면 이러한 만성질환은 대부분 사라진다.

몸의 컨디션이 좋은 날이 언제였는지 생각해보라. 아마 많은 비만 환자들은 그런 날이 과연 있었는가 하는 의문이 들 것이다. 딱히 아픈 곳이 없더라도 늘 피로한 느낌이 들었기 때문이다. 이제 해독 다이어트로 매일매일 건강한 삶을 누리자!

 밝고 긍정적인 사고

몸이 아프면 쉽게 우울해지고 신경질적으로 변한다. 독소가 쌓여서 나타나는 만성질환은 사람의 감정을 팍팍하게 만든다. 비만이 아닌 경우 성격이 점점 날카로워지는 경우가 많고, 비만까지 동반한 경우에는 자존감이 낮아 소심하게 행동하다가도 분노를 주체하지 못해 폭발하는 때가 많다. 자연히 주변 사람과의 관계가 멀어지거나 악화된다.

기존의 강박적인 식단이 아닌 근본을 바꾸는 건강한 본초식, 없는 힘까지 쥐어짜내 행하는 운동이 아닌 심신을 다스리는 거들운동. 본초 해독 다이어트는 몸속 독소를 빼내주는 것과 동시에 마음의 독소도 빼내준다. 원하는 모습으로 자신을 되돌려주므로 자신감도 붙고 마음도 한결 여유로워진다.

실전! 3주의 기적

1주차 드디어 시작이다! 첫 주의 미션은 담음 배출하기. 체크 리스트에서 담음 지수를 확인한 결과 '노폐물 위험주의보' 진단을 받았다. 굶어도 굶어도 살이 안 빠진 이유가 있었던 것이다. 식단은 대사 활동을 방해하는 담음 노폐물이 몸 안에 많아 소화가 잘 안 되는 사람에게 좋은 본초식으로 차린다.

노폐물 배출하기 본초식이 특히 마음에 드는 이유는 내가 좋아하는 두부샐러드로 아침을 시작하기 때문이다. 점심은 추천 본초찬을 마음대로 골라 먹으면 된다. 직장 생활을 하기 때문에 점심까지 본초식으로 갖춰 먹기 힘들 것이라고 생각했는데, 북엇국이라든지 된장국 등 의외로 주변에서 쉽게 찾을 수 있는 음식이라서 큰 어려움은 없었다. 저녁은 간단하게 사과당근주스나 키위바나나주스를 먹은 후 아몬드를 먹는다. 아몬드가 의외로 포만감을 준다. 운동은 척추를 곧게 펴주는 거들운동 동작을 따라 하면 된다. 몸치인 나조차 쉽게 따라 할 만큼 단순해서 마음에 쏙 든다.

변화 단계 더부룩함이 사라짐 ▶ 잦은 피로감 개선 ▶ 변비 해소

총 평 첫날부터 속이 편해지는 것이 느껴져서 만족스러웠다. 1주 동안 일어난 가장 큰 변화는 변비 해소다. 악성 변비는 아니었지만 하루에 한 번 화장실에 가니까 몸이 가벼워지는 것을 체감할 수 있었다. 1주 차 다이어트가 끝나는 마지막 날 몸무게를 재어보니 3kg이나 줄어 있었다.

2주 차

내 몸에 어혈이 이토록 많다니! 어혈 지수를 측정한 결과 가장 나쁜 단계인 '여성 건강의 적신호' 단계로 진단되었다. 무척 놀랐지만 극심한 생리통과 생리 불순 현상이 있는 나에게 어쩌면 당연한 결과라는 생각이 든다. 한여름에도 손발이 얼음장처럼 찬 이유가 어혈 때문이란 사실도 알았다. 2주 차 동안 어혈을 제거하고 맑은 피를 만들어주는 본초식단을 적극 섭취했다. 아침 식단 중 하나인 해초샐러드는 난생처음 먹는 음식이었지만 나름 꼬들꼬들하니 맛있었다. 점심은 회사 앞에 있는 한식당에서 일주일 내내 미역국을 먹었다. 회사 동료들이 질리지 않느냐고 했지만 몸에도 좋고 맛도 좋은 미역국(미역은 맑은 피를 생성해주는 훌륭한 본초) 역시 내가 제일 좋아하는 음식! 저녁은 양파주스인데 그냥 먹기 힘들어서 포도주스와 섞어 먹었더니 괜찮았다. 또 천마두유 역시 고소한 맛이 있어서 먹기에 부담스럽지 않았다. 그리고 앞으로도 거들운동은 꾸준히 해야겠다는 생각이 든다. 2주 차 기간과 생리 기간이 겹쳤는데, 운동을 하니 신기하게 생리통 증상이 많이 가라앉았다. 맵시 나는 하트 엉덩이를 만들어준다는 데 귀가 솔깃해 열심히 운동한 결과다.

변화 단계 피부 트러블 완화(뾰루지가 진정 상태를 보임) 저림 현상 개선 생리통 진정

총 평 어혈을 제거하는 2주 차 다이어트는 몸 컨디션이 나쁠 때마다 해야겠다는 생각이 들 정도로 내게 잘 맞았다. 앞으로 2주 차 본초식과 거들운동을 꾸준히 하다 보면 생리통은 물론 생리 불순도 많이 개선될

것 같다는 생각이 든다. 2주 차 다이어트 동안 총 2.5kg이 빠졌다. 2주 만에 5.5kg이 빠져서 아침에 헐렁헐렁해진 옷을 입을 때마다 미소가 절로 지어진다.

3주 차

마지막 주다! 이번 주는 수독을 빼내서 살을 빠지게 하는 기간이다. 몸에 좋은 물이 무슨 독이 되겠느냐고 생각했지만, 몸에 쌓여 고인 물이 체내에서 썩을 수도 있다는 무시무시한 사실을 알았다. 수독 지수는 '수분 적체 위험기'로, 아침에 얼굴이 퉁퉁 붓는 이유가 다 있었다. 수독 빼내기 식단은 부종을 없애주는 본초식과 함께 양 체질과 음 체질을 진단하여 맞지 않는 음식을 제한해서 먹어야 한다. 몸이 찬 음 체질인 나는 평소 즐겨 먹어온 술, 초콜릿 등을 일절 먹어서는 안 된다.

아침에는 토마토샐러드나 감자샐러드를 먹고, 점심 역시 체질에 맞는 본초찬을 율무&팥 본초밥과 먹으면 된다. 그리고 저녁에는 수분을 빼내는 단호박찜과 팥죽을 번갈아 먹었다. 3주 차 거들운동 역시 잠자기 전에 빼놓지 않고 행했다. 허벅지가 탄탄해진 덕분에 수분 대사가 원활해져서인지 아침 부기가 사라졌다.

변화 단계 부종 개선 ➡ 하체 피로감 완화 ➡ 얼굴빛이 맑아짐

총   평 몰독 빼내기 다이어트로 부종이 많이 개선된 것을 느꼈다. 아침에 얼굴이 붓지 않는 것은 물론 저녁이면 발이 붓는 증상까지 많이 없어졌다. 마지막 주에 들어서 자주 들은 말은 "피부가 어쩜 이렇게 좋아졌어요"와 "살이 쏙 빠졌네요"다(모든 여자들이 듣고 싶어 하는 말이 아닐까?). 실제로 마지막 주에 들어오니 피부 결이 매끈해지고 톤이 환해진 것을 나 스스로도 느꼈다. 피부에는 올바른 음식 섭취와 운동이 보약이라는 말이 정말 맞는 것 같다. 그리고 이번 주에 빠진 살은 무려 3.5kg으로, 총 9kg이 빠졌다. 건강도 챙기고 다이어트도 하는 3주 해독 다이어트를 우리 언니와 친구에게도 적극 추천해야겠다.

독소 자가 진단 테스트

그렇다면 내 몸속에 얼마큼의 독소가 있는지 알 수 있을까? 다음 아래의 테스트는 현재 내 몸에 있는 독소를 알아보는 일이다. 따라서 각 항목의 내용을 읽고 그 정도에 따라 '0'(증세가 전혀 느껴지지 않음), '1'(가벼운 증상이 조금 느껴짐), '2'(증세가 자주 심하게 느껴짐)에 체크를 하자. 테스트를 마친 후에는 자신이 체크한 숫자를 더해 결과를 알아본다.

	0	1	2
1. 머리가 무겁고 자주 어지럽다. 두통도 항상 느껴진다.	0	1	2
2. 불면증으로 잠을 제대로 이루지 못한다.	0	1	2
3. 눈의 흰자위가 맑지 못하고 늘 붉게 충혈되어 있다.	0	1	2
4. 눈이 늘 침침하게 느껴지며 갑자기 시야가 흐려지기도 한다.	0	1	2
5. 귀에 염증이 잦다. 가끔 귀가 울리면서 통증이 느껴진다.	0	1	2
6. 휴식을 취해도 피로가 잘 풀리지 않는다.	0	1	2
7. 기분의 변화가 심하며 갑자기 우울해지는 일이 잦다.	0	1	2
8. 일 년에 한두 차례 심각한 감기를 꼭 앓는다.	0	1	2
9. 콧속에 뭔가 꽉 차 있는 느낌이 들어서 답답하다.	0	1	2
10. 재채기를 자주 한다.	0	1	2
11. 양치를 해도 입안에서 냄새가 난다.	0	1	2

	0	1	2
12. 입안이 자주 헐고 혀가 부어 있다.	0	1	2
13. 몸에서 나쁜 체취가 난다.	0	1	2
14. 소변의 양이 적고 냄새가 심하다.	0	1	2
15. 아침에 자고 일어나면 얼굴과 손발이 퉁퉁 부어 있다.	0	1	2
16. 관절이 뻣뻣하고 통증이 느껴진다.	0	1	2
17. 손톱이 약해서 잘 부러진다.	0	1	2
18. 눈 밑에 다크서클이 있다.	0	1	2
19. 만성 소화불량이며 트림을 자주 한다.	0	1	2
20. 잦은 설사와 변비 증상이 모두 있다.	0	1	2
21. 걱정이 많고 스트레스를 잘 받는다.	0	1	2
22. 알레르기 증상이 있다.	0	1	2
23. 여드름, 기미 등의 피부 트러블이 가시질 않는다.	0	1	2
24. 심장박동이 빠르고 불규칙하다.	0	1	2
25. 조금만 움직여도 숨이 가쁘다.	0	1	2
26. 목이 컬컬하며 이물감이 느껴진다.	0	1	2
27. 몸무게가 쉽게 느는 편이다.	0	1	2
28. 과식과 편식을 하는 습관이 있다.	0	1	2
29. 체중이 평균보다 많이 나가거나 적게 나간다.	0	1	2
30. 오른쪽 가슴 흉곽 밑 부분에 통증이 있다.	0	1	2

▌▌▌ 현재 당신의 몸 상태는

`0~15점` 친환경 삶을 사시는군요.

먹거리는 물론 생활용품까지 건강한 것으로 꼼꼼히 챙기고 있으시군요. 환경오염에서 비롯된 불가항력적인 독소 정도만 쌓여 있는 상태입니다.

`16~29점` 먹거리에 조금 더 신경을 쓰세요.

건강에 관심이 없는 편은 아니지만, 인스턴트 음식 등을 꾸준히 섭취하고 있는 당신. 영양제나 보약을 챙겨 먹는 것보다는 정크 푸드를 먹지 않는 게 건강에 더 큰 도움이 된다는 사실을 명심하세요.

`30~46점` 현재의 생활 습관을 바꾸세요.

몸이 자꾸만 아픈 이유를 찾지 못하고 계시군요. 당신의 몸이 병들어가는 것은 생활 습관과 환경오염 등에서 비롯된 독소 때문입니다. 현재의 상태를 방치하면 나중에 정말 큰 병이 될 수 있으니 독소를 없애는 습관에 관심을 기울이세요.

`47~60점` 당장 해독이 필요합니다!

술, 담배, 과식, 편식 등 독소를 부르는 생활 습관이 몸에 배어 있습니다. 더구나 타고난 기질조차 독소에 매우 취약합니다. 몸을 해독하는 것이 급선무입니다.

작심 3일을 작심 3주로 만드는 실천 요령

"엄마! 이 밤에 밥을 먹으면 어떡해."

병원에서 일을 마치고 밤늦게 돌아와 밥을 먹는 나에게 고등학생인 우리 딸이 하는 소리다.

야식을 안 먹는 것은 나의 원칙이다. 하지만 그날따라 친정 엄마가 맛있게 담가준 파김치를 모른 척하고 넘기기 힘들었다. 다이어트 전문의인 나 역시 인간의 가장 기본적인 욕구인 식욕을 다스리는 일이 쉽지만은 않다.

식단을 지키는 일은 다이어트의 기본 수칙이다. 하지만 그 기본을 지키는 일이 얼마나 어려운지 다이어트를 한 번이라도 해본 사람은 잘 알 것이다. 본초 해독 다이어트 역시 식단 조절이 중요하기 때문에 다이어트가 진행되는 3주 동안은 식욕을 잘 절제해야 한다. 3주라는 시간은 짧으면서도

긴 시간이다. 다이어트를 시작하기 전에는 짧고 만만하게 보이던 기간이 다이어트를 시작하고 나면 까마득하게 느껴진다. 3일 정도 버티다가, 이걸 3주나 버티는 건 불가능할 거 같다며 지레 포기하는 경우도 많다.

이렇게 쉽게 포기하는 이를 만나면 나는 '조금만 더' 참아보라고 말한다. 다이어트란 비탈길에서 큰 바위를 굴리는 것과 비슷한 작업이다. 처음에는 고통스럽고 힘들지만 어느 순간부터는 스스로 힘을 받아 알아서 굴러간다. 그 '어느 순간'이란 다이어트를 통해 내 몸이 달라졌다는 것을 느끼는 순간이다. 평소 가지고 있던 만성질환이 나아진다거나, 피부가 좋아진다거나, 체중이 줄어드는 등 스스로 변화를 느끼기 시작했다면 그때부터는 알아서 탄력이 붙는다. 괴로움도 줄어든다. 내 몸에서 일어나는 변화들이 놀랍고 신기해서 하루하루가 즐거워지기 때문이다.

'괴롭기만 할 뿐 아무것도 변하지 않은 것 같은 순간'은 사람마다 다르다. 누군가에게는 3일일 수도 있고 누군가에게는 일주일이 될 수도 있다. 사람마다 다르기 때문에 며칠 만에 얼마나 뺐더라는 이야기에 흔들리지 말아야 한다. 오롯이 내 몸을 점검하고 그 변화를 확인하며 지속하는 것만이 성공의 지름길이다. 여기에서는 지름길에서 이탈하지 않도록 다이어트 의지를 높여주는 몇 가지 방법을 소개한다. 이 방법은 포기하고 싶은 나약한 마음을 잡아주는 든든한 조력자가 될 것이다.

나의 현재 상태 점검하기

해독 다이어트 'before 사진'을 붙여주세요.

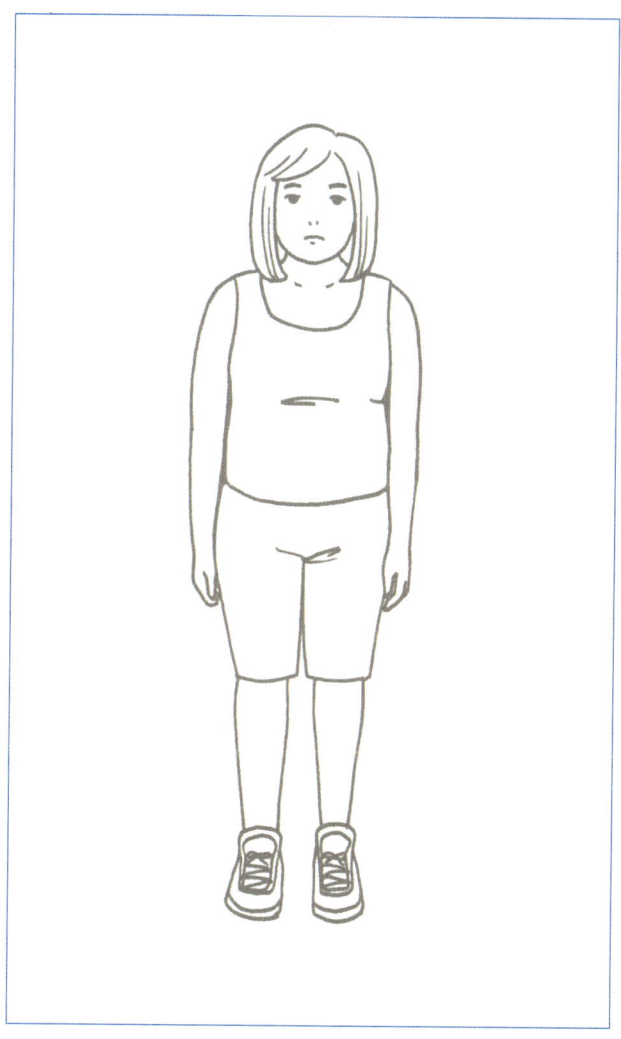

현재 나를 괴롭히는 상태에 대해 자유롭게 적어보세요.

- **몸의 변화**
  - 잠을 많이 자도 늘 피곤하다.
  - 저녁이면 발이 부어서 신발이 작게 느껴진다.
  - 일상생활에 지장을 줄 정도로 생리통이 심하다.

- **마음의 변화**
  - 장난이라도 나를 판단하는 말에 무척 예민하다.
  - 기분이 좋았다가도 금방 우울해지는 등 감정 기복이 심하다.
  - 매사에 의욕이 없고 우울하다.

이 책을 읽는 독자 중에는 사진 찍는 일이 달갑지 않은 이들이 분명 많을 것이다. 자신의 현재 상태를 인정하고 싶지 않기 때문이다. 하지만 앞으로 이어질 과정을 위해 냉정히 자신을 판단해보는 시간이 필요하며, 객관적인 사진은 그 지표가 되어줄 것이다. 사진을 찍을 때 예쁘게 차려입고 포즈를 잡을 필요는 없다. 다만 몸매가 잘 드러나는 타이트한 옷을 입고 전신사진을 찍자. 더불어 사진은 꼭 인화하여 책에 붙이자! 다이어트 도중 마음이 흔들릴 때마다 손쉽게 자신의 문제점(비만)을 직시할 수 있어야 하기 때문이다.

또 한 가지 중요한 일이 있다. 현재 몸과 마음 상태를 솔직하게 적는 일이다. '아침에 일어나면 손이 부어 있다' 같은 소소한 신체 상태까지 놓치지 말고 기술하자. 부정적이고 삐딱한 시선도 감추지 말고 쓰자.

위 사항은 3주 후의 변화된 상태와 비교할 자료들이다. 또한 이는 앞으로 삶을 살아가면서 자신을 관리하는 일이 얼마나 필요한지를 깨닫게 하는 각성제가 될 것이다.

다이어트 일기장

	1일	2일	3일	4일	5일	6일	7일
Check List			'노폐물 위험주의보' 단계				
Food	**아침** 두부샐러드, 두유 **점심** 현미&기장 본초밥, 북엇국, 도라지나물, 김치 **저녁** 사과당근주스, 아몬드	**아침** 병아리콩샐러드, 두유 **점심** 현미&기장 본초밥, 표고버섯 양파볶음, 미역 냉국, 김치 **저녁** 키위바나나주스, 아몬드	**아침** 두부샐러드, 두유 **점심** 크림파스타, 마늘빵 **저녁** 사과당근주스, 아몬드	**아침** 병아리콩샐러드, 두유 **점심** 현미&기장 본초밥, 바지락 된장국, 김치 **저녁** 키위바나나주스, 아몬드	**아침** 두부샐러드, 두유 **점심** 현미&기장 본초밥, 무나물, 콩나물국, 김치 **저녁** 사과당근주스, 아몬드	**아침** 병아리콩샐러드, 두유 **점심** 현미&기장 본초밥, 파래무침, 된장국, 김치 **저녁** 키위바나나주스, 아몬드	**아침** 두부샐러드, 두유 **점심** 현미&기장 본초밥, 야채달갈찜, 미역국, 김치 **저녁** 사과당근주스, 아몬드
Exercise	저녁 20분 실천!	저녁 20분 실천!	아침, 저녁 20분 실천!	아침, 저녁 20분 실천!	아침, 저녁 20분 실천!	저녁 20분 실천!	아침, 저녁 20분 실천!
Tip	생강차를 수시로 마심	생강차를 수시로 마심	생강차를 수시로 마심	생강차를 수시로 마심	생강차를 수시로 마심	생강차를 수시로 마심	생강차를 수시로 마심
Condition	속이 부대끼는 느낌이 없어짐. (하루 식사량보다 적게 먹었지만 아무 이상 없음)	3일간 못 간 화장실에 드디어 다녀왔음! (모처럼 시원한 느낌으로 배변을 해서 기분이 좋음)	아침을 먹고 다니니까 점심에 폭식하는 증상이 없어짐. (점심 파스타는 반만 먹고 남김)	몸이 서서히 가벼워지는 느낌. 특히 잠자리에서 뒤척이지 않고 숙면을 취할 수 있음.	팔다리가 저린 증상이 완화됨. 전체적으로 컨디션이 좋아져서인지 아침에 쉽게 일어날 수 있음.	울긋불긋 성나 있던 피부 트러블이 많이 가라앉아서 너무 기쁨! 왜인지 벌써부터 피부가 좋아지는 느낌. ^*^	수요일 이후부터 하루에 한 번은 화장실에 다녀옴. 이유 없이 몸이 무거운 느낌이 없어서 몸과 마음이 상쾌함~!

매일매일 잠들기 전에 오늘 수행해야 할 사항을 잘 실천했는지 점검하여 다이어트 일기장에 기록하자. 조금 번거로운 일이지만 해독 다이어트에 의무감을 심어주는 효과적인 행동이다. 'Check List'는 시작하는 첫날에만 기록하면 되며, 현재 독소 단계를 기입한다. 'Food'와 'Exercise'에는 방법대로 잘 실천하였는지 여부를 매일매일 체크하도록 한다. 그리고 'Condition'에는 몸과 마음의 전체적인 상태를 적도록 한다.

 나만의 다이어트 롤모델

자신의 마음을 움직이는 다이어트 롤모델을 찾아보자. 그리고 그가 어떻게 자기 자신을 만들어왔는지 잘 살펴보자. 한창 주가가 높은 할리우드 스타 미란다 커의 환상적인 몸매는 그냥 만들어진 것이 아니다. 그녀가 평소 먹는 식단은 앞으로 우리가 시작할 해독 다이어트 식단보다 훨씬 왜소(?)하다! 다이어트 고비가 찾아올 때마다 롤모델을 보며 마음을 다지자 그가 현재의 모습이 되기 위해 얼마나 피나는 노력을 했는지 생각하자. 할리우드 스타 같은 몸매는 아니더라도 최소한 몸매 때문에 기죽지는 않게 될 것이다.

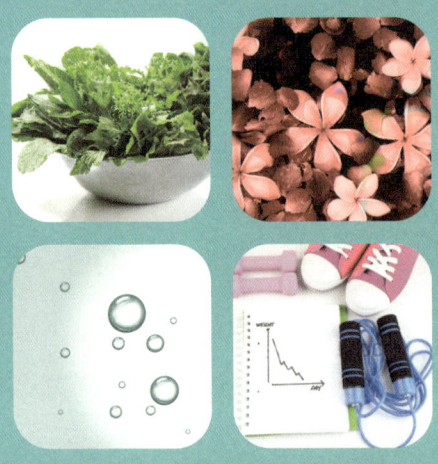

Part 03

몸속 클렌징
독이 잘 빠지는
몸 만들기

몸속 클렌징 왜 필요한가?

3주 본초 해독 다이어트에 들어가기에 앞서 준비해야 할 사항이 있다. 그것은 다름 아닌 '몸속 클렌징'이다. 몸속 클렌징이라는 말이 조금 낯설게 느껴질 수도 있지만 사실 그리 어려운 개념은 아니다. 몸속 클렌징은 해독이 잘되는 몸을 만드는 과정, 좀 더 쉽게 말하면 해독 준비운동이다.

"웨딩 촬영이 코앞에 있어서 빨리 살을 빼야 하거든요. 그냥 바로 해독 다이어트 프로그램에 들어가면 안 될까요?"

결혼을 앞두고 몸매 관리를 하기 위해 병원을 찾은 예비 신부였다. 웨딩 촬영 날짜가 별로 남지 않았기에 한시가 급한 모양이었다. 그녀는 별로 대수롭지 않게 여겨지는 몸속 클렌징 단계를 건너뛰고, 곧바로 실전 해독 다이어트에 돌입하고 싶어 했다. 비단 그녀뿐만이 아니라 많은 이들이 몸속 클렌징을 귀찮고 불필요한 과정이라고 생각한다. 하지만 이는 엄청난 오산이다. 해독 다이어트를 시작하기에 앞서 준비하는 과정인 몸속 클렌징은 앞으로 진행할 다이어트의 성패를 가른다.

이해하기 쉽게 예를 들어보자. 씻지도 않은 지저분한 얼굴에 아름다운 메이크업을 하면 예뻐 보일까? 값비싼 메이크업 도구와 최고의 실력을 갖춘 전문 아티스트가 있다고 해도 제대로 실력 발휘를 할 수 없을 것이다. 우리 몸도 마찬가지다. 효과적인 해독 다이어트 프로그램이 있다고 해도 몸이 그것을 받아들일 준비가 되어 있지 않으면 큰 영향력을 행사하지 못한다. 따라서 다음에 소개할 클렌징 3단계 각각의 방법을 잘 익히고 실천하자.

클렌징 3단계를 진행하는 기간은 1주다. 1주 동안 물을 충분히 마시고, 호흡을 바로 하며, 장을 비운다면 당신의 몸은 본초 해독 다이어트 프로그램을 잘 받아들일 수 있는 상태로 변할 것이다.

"화장은 하는 것보다 지우는 것이 더 중요합니다"는 한때 대한민국을 강타한 모 화장품 브랜드의 광고 카피였다. 이제 우리는 이 카피 대신 다음의 말을 더 잘 기억해야 할 것이다.

'몸은 채우는 것보다 비우는 것이 더 중요합니다.'

독이 잘 빠지는 몸을 만드는 몸속 클렌징 3단계

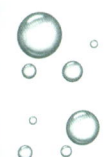

클렌징 step 1 | 물만 잘 마셔도 노폐물은 빠져나간다

해독 다이어트가 주목을 받기 시작하면서 몸의 해독을 돕는 보조 의약품 시장이 폭발적으로 커졌다. 그런데 건강과 직결된 식품을 섭취할 때는 충분히 검증이 되었는지 꼼꼼히 따져보는 습관이 필요하며, 이를 무시하면 심각한 부작용에 직면할 수 있다.

"일주일 동안 보조제만 먹으면 몸속이 깨끗이 정화된다는 말을 철석같이 믿었지 뭐예요. 당시 보조제를 먹고 온몸에 두드러기가 나서 병원 신세를 진 생각만 하면 아직도 몸서리가 쳐져요."

우리 병원의 환자 김인숙(가명) 씨 역시 해독 보조 의약품의 피해자였다.

그녀는 과거 해독 보조제를 잘못 먹은 경험을 떠올리는 것만으로도 기분이 상하는지 인상을 잔뜩 찌푸렸다.

제대로 된 해독 다이어트를 위해 나를 찾아온 그녀에게 내가 내린 첫 번째 처방은 '물 마시기'였다. 처음에 김인숙 씨는 나의 처방에 적잖이 실망을 한 눈치였다. 입소문을 듣고 멀리서 왔는데 정작 매일 마시는 물을 잘 먹으라는 처방이 너무 시시했던 모양이다.

"해독 다이어트를 하기 전에 몸속을 클렌징해주는 단계가 꼭 필요해요. 세수도 하지 않은 얼굴에 비싼 에센스를 바르는 게 효과적일까요? 아니면 잘 씻은 얼굴에 에센스를 바르는 게 좋을까요? 해독이 잘되는 몸을 만들기 위해 가장 먼저 해주어야 할 일은 '제대로 물 마시기'입니다."

다행히 나의 설명을 이해한 그녀는 집에 돌아간 후 클렌징 1단계인 물 마시기를 잘 이행하여 3주간의 본초 해독 다이어트에 들어가기 전에 해독이 잘되는 몸을 만들어놓았다.

인체에 수분이 부족하면 세포의 신진대사 기능이 저하되어 몸속에 독소와 노폐물이 쌓인다. 일반적으로 성인은 땀이나 대소변을 통해 하루에 약 2500ml의 수분을 배출한다. 폐호흡을 통해 600ml, 피부호흡으로

500ml, 대소변으로 1400ml 정도를 배출한다. 따라서 하루에 적어도 2500ml 이상의 물을 마시는 것은 선택이 아닌 필수다.

물은 아침에 일어나서 2컵, 식사 30분 전에 1컵, 취침 30분 전에 1컵, 그 외 시간에는 30분마다 1/4컵 정도씩을 마시면 좋다. 이때 위장이 좋지 않은 사람은 절대로 꿀꺽꿀꺽 물을 마시지 말고 천천히 홀짝홀짝 들이켜는 것을 습관화해야 몸에 무리가 가지 않는다.

그렇다면 어떤 물을 마시는 것이 좋을까. 일차적으로는 차갑지 않은 생수를 권한다. 이는 한국인의 80% 정도가 음 체질이기 때문이다. 음인들은 체내에 음기가 많은 사람들이다. 몸속의 수분을 저장하려는 기운이 강하고 몸이 냉하다. 더위보다 추위에 약하며 수족냉증, 심한 생리통, 부종 등에 시달리는 경우가 많다. 찬물이나 얼음물을 자주 마시면 몸이 더 냉해져서 건강이 악화된다. 되도록 따뜻한 물을 마시고 한여름이라고 해도 얼음물과 같이 차가운 음료는 피한다.

반대로 양인은 냉수가 몸에 잘 맞는다. 양인은 몸에 양기가 많아 열이 많고 신진대사가 활발하다. 몸속의 수분을 밖으로 발산시키는 기운이 강해 땀을 많이 흘리고 더위에 약하다. 체내 열기가 과해지면 병이 생기는 체질이므로 찬물을 자주 마셔 몸의 열을 식히고 수분을 보충해주는 게 좋다.

● 하루 4번 제대로 물 마시기

시간	방법	효과
아침	잠자리에서 일어나자마자 빈속에 물 2컵을 마신다.	밤새 위벽에 끼어 있던 노폐물을 씻어주고 위의 활동을 촉진한다.
점심	점심식사 30분 전에 찬물 1컵을 마신다.	위액을 분비시켜 소화 활동을 돕고 식욕을 돋워준다.
오후 중반	30분마다 1/4컵 분량의 물 마시기를 습관화한다.	낮 시간의 활동으로 촉진된 신진대사를 위해 수분을 보충한다.
취침 전	잠들기 30분 전에 물 1컵을 마신다.	밤새 농축되기 쉬운 체액의 균형을 맞춰준다.

클렌징 step 2 | 아기 때의 호흡을 되찾아라

이재은(가명) 씨는 가만히 앉아 상담을 하는 도중에도 호흡이 가쁜지 자꾸만 가슴을 두드렸다.

"살이 많이 찌면서 스트레스를 받아서 그런지 늘 가슴이 답답해요. 숨도 가쁘고요."

내가 가슴을 자꾸만 치는 이유를 묻자 그녀가 대답했다. 앞서 이재은 씨는 이미 다른 병원에서 해독 다이어트 프로그램을 경험했지만 별다른 효과를 보지 못했다고 했다. 나는 노력에 비해 살이 빠지지 않는 그녀의 문제를 해결하려면 우선 그녀의 호흡법을 고쳐야 한다는 생각이 들었다.

"호흡법은 습관이에요. 이재은 씨는 숨을 짧게 쉬는 것이 만성화되어 있는 것 같아요. 당장 복식호흡 습관으로 바꿔야 다이어트의 효율도 높아질 거예요."

그녀에게 문제가 되는 점을 지적한 나는 본초 해독 다이어트에 들어가기 전에 요가를 배우라고 권유했다. 복식호흡을 하는 습관을 들이도록 하기 위해서였다. 요가를 시작한 지 거의 한 달 후 다시 병원을 찾은 그녀는 더 이상 가슴을 두드리는 것과 같은 이상 행동을 보이지 않았다. 그리고 다행히 이번에는 다이어트의 효과를 톡톡히 보아 비만증을 해결할 수 있었다.

호흡은 비만과 밀접한 관련이 있다. 호흡이 나쁘면 신진대사 기능이 급격히 떨어져서 체내 노폐물이 잘 배출되지 않는 것은 물론 지방 연소도 제대로 이루어지지 않는다. 호흡 습관이 나쁜 사람은 식사량을 줄이는 등의 노력을 해도 살이 잘 안 빠지는 이유가 여기에 있다.

인체 내의 모든 에너지는 세포 속 기관인 미토콘드리아에서 만들어진다. 그런데 에너지대사가 이루어지기 위해서는 산소가 필요하다. 자동차 엔진에 시동을 걸기 위해 휘발유와 산소가 필요한 것처럼, 세포의 엔진에 시동을 걸기 위해서는 음식물과 산소가 필요하다. 휘발유만 있고 산소가 없으면 자동차의 엔진이 움직이지 않듯, 음식물이 충분해도 산소가 부족하면 세포의 미토콘드리아 활동이 저하된다. 이럴 경우 섭취된 음식물이 연소되지 못해 체내에 노폐물로 쌓이게 된다.

체내에 산소를 충분히 공급하기 위해서는 복식호흡을 해야 한다. 복식호흡이란 말 그대로 배로 하는 호흡을 뜻한다. 방법은 의식적으로 숨을 깊게 쉬어서 배까지 내려가게 한 후 밖으로 다시 내쉬는데, 숨을 들이마실 때 배가 나오게 하고 내쉴 때 들어가게 한다.

복식호흡을 하면 몸속에 많은 양의 산소가 들어오고, 많은 양의 이산화탄소가 배출되어 에너지대사량이 높아진다. 또한 횡경막이 움직이면서 혈압이 내려가고, 심박동이 안정되며, 감정이 차분히 가라앉는 효과가 있다. 장의 건강과도 밀접한 관련이 있다. 복식호흡을 하면 대장의 연동운동이 활성화되어 변비가 사라진다. 더불어 배근육까지 단련된다.

안타깝게도 많은 현대인들이 스트레스, 흡연, 과음, 운동 부족, 환경오염 등으로 심폐기능이 매우 약해져 있다. 거기에 대다수 성인들은 폐활량이 적은 흉식호흡을 하기 때문에 체내 산소 부족으로 비만 등의 각종 성인병 위협에 시달리고 있다.

유아기까지는 누구나 복식호흡을 한다. 과거의 복식호흡 습관을 되찾아 몸속을 깨끗하게 클렌징하자.

복식호흡은 숨을 들이마실 때 배가 나오게 하고 내쉴 때 들어가게 한다.

● 하루 30분 복식호흡법

	복식호흡법	키포인트
1단계	반듯한 자세로 눕는다. 가슴에 오른손, 배 위에 왼손을 펴서 올려놓은 후, 온몸의 힘을 빼서 이완시킨다.	숨을 들이마실 때 5초, 내쉴 때 5초씩 10회 반복 하는 것을 1회로 한다. 대략 16~18회 실시한다. 하루 30분씩 일주일 정도 연습하면 복식호흡이 자연스러워진다.
2단계	입을 다문 채 코로 공기를 들이마신다. 폐활량의 최대치까지 천천히 들이마시도록 하며, 이때 눌러도 들어가지 않을 정도로 하복부를 팽창시켜야 한다.	
3단계	입을 벌린 다음 천천히 숨을 뱉기 시작한다. 내쉴 때 배로 공기를 남김 없이 밀어낸다.	

※ **주의사항** : 흉식호흡을 하면서 복식호흡을 하고 있다고 착각하지 말자. 흉식호흡을 하면 가슴이 움직이고, 복식호흡을 하면 아랫배가 움직인다.

클렌징 step 3 | 독소의 근원인 장을 비워라

쓰레기통에서 악취가 난다. 이를 없애려면 어떻게 해야 할까? 사람에 따라 다양한 해답을 제시하겠지만 크게 다음 세 가지로 분류할 수 있을 것이다.

첫째는 뚜껑을 덮거나 강한 탈취제를 뿌림으로써 악취를 숨기는 '자기기만형'이다. 악취는 시간이 갈수록 심해지겠지만 가장 손쉽게 대응할 수 있는 방법이다. 다음으로 둘째는 악취의 원인을 집중 공격하는 '살균형'이다. 강력한 소독약으로 악취의 원인인 부패균을 없앤다. 악취는 없앨 수 있을지 모르나 해로운 소독약에 노출되는 위험이 있다. 마지막 셋째는 음식물과 같이 악취를 유발하는 쓰레기를 아예 버리지 않는 '결벽형'이다. 원천적으로 악취를 막을 수는 있으나 많은 수고와 노력이 필요하다.

앞의 세 가지 방법 모두 무시하기 어려운 약점이 있기 때문에 바람직한 해결책이라고 볼 수 없다. 이 방법들보다 설득력 있는 해결안은 바로 '청결 유지형'이다. 일단 쓰레기통을 비운 다음 깨끗이 씻는 행동을 주기적으로 반복하여 청결을 유지하는 방법이다.

위에서 말한 쓰레기통을 우리의 대장에 대입해보자. 장의 건강을 유지할 수 있는 가장 이상적인 방법 역시 '청결 유지'다. 장내에 축척된 찌꺼기를 제거한 다음, 유익한 세균이 제대로 활동할 수 있는 환경을 만들어 변이 잘 배출되게 만드는 것이다.

"독소가 빠지면 정말 살도 빠지고 피부도 좋아질까요? 비만과 함께 변비가 생긴 이후로 얼굴에 기미가 너무 많이 생겨서 고민이에요."

김은자(가명) 씨는 다이어트와 함께 피부 질환 치료에 관심이 많은 환자였다. 그도 그럴 것이 그녀는 광대 주변에 기미가 새파랗게 올라와 있었다. 그녀는 지금까지는 두꺼운 화장으로 기미를 감춰왔다고 했다. 쓰레기통 사례에 비유하자면 전형적인 '자기기만형'이었던 것이다. 나는 그녀에게 장 해독에 각별히 신경을 쓴 클렌징 처방을 내렸다. 장이 깨끗해지자 그녀의 피부가 거짓말처럼 많이 좋아졌다. 또 숙변이 빠져나가서 몸무게가 2kg이나 줄어드는 다이어트 효과까지 보았다.

우리가 항시 장을 청결하게 유지해야 하는 이유는 체내 독소의 가장 큰 원인이 숙변이기 때문이다. 장이 건강한 사람의 경우 음식물이 장에 머무는 시간은 8~24시간 정도다. 그런데 변비 등 여러 가지 원인으로 장이 제 기능을 다하지 못하면 대변으로 배출되어야 하는 음식물 찌꺼기가 구불구불한 장의 구석구석에 쌓이고, 이것이 오래되면 검고 진득진득한 숙변이 된다.

숙변이 문제가 되는 이유는 무엇일까. 우리 몸에 숙변이 쌓이면 장 속에 이상 발효균이 생겨나 부패한 발효 현상이 일어나고, 결국 장 속에 독소가 생긴다. 이 독소는 우리 혈액을 타고 몸 곳곳을 돌면서 혈액을 탁하게 만들고, 신진대사를 방해하며, 면역 기능을 저하시킨다.

장내 이상 발효로 숙변이 가득 찬 사람의 아랫배를 만져보면 뭔가 딱딱한 덩어리가 만져지기도 하고, 옆구리 쪽이 결리듯 아픈 증상을 내비치기도 한다. 그 밖에 장내 이상 발효는 냄새가 독한 방귀, 복부 팽만감 심지어는 두통이나 무기력증까지 유발할 수 있다.

장 청소를 하면 숙변이 제거되는 것은 물론 몸 각각의 기관이 본래 기능을 찾게 되어 육체적·정신적으로 좋은 컨디션을 유지할 수 있다. 클렌징 3단계인 장 청소는 해독 다이어트 준비운동의 하이라이트이므로 반드시 숙지하도록 한다.

장 유해 독소가 일으키는 인체 반응

- 기분 나쁜 구취와 체취를 만든다.
- 기미와 여드름 등의 피부 질환을 일으킨다.
- 알레르기성 피부로 변화시킨다.
- 소화불량 및 두통, 요통 등을 일으킨다.
- 쉽게 피로가 쌓이게 한다.
- 여성의 경우 생리 불순 등 생리에 영향을 끼친다.
- 비만, 고혈압, 당뇨 지방간, 간염 등 각종 성인병을 유발한다.
- 노화를 급속도로 진행시킨다.

● 매일 아침 10분 복부 마사지

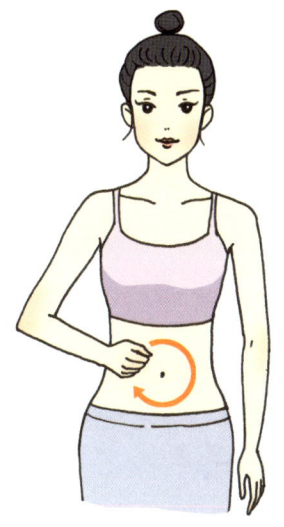

1단계

주먹 쥔 손을 배에 대고 시계 방향(장 속에서 대변이 이동하는 방향으로 상행결장과 횡행결장이 있다)으로 둥글게 돌리면서 15회 마사지한다.

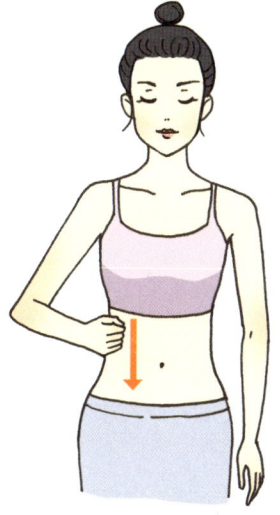

2단계

주먹 쥔 손을 오른쪽 옆구리 부근(하행결장)의 배에 대고 위에서 아래로 쓸어내리듯 15회 마사지한다.

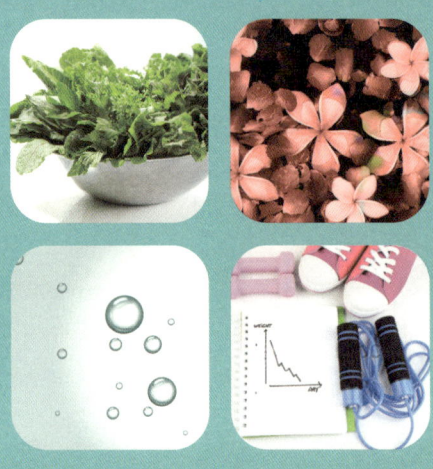

Part 04

본초 해독
다이어트 1주 차
담음(노폐물) 배출하기

노폐물을 배출하면 기초대사량이 높아진다

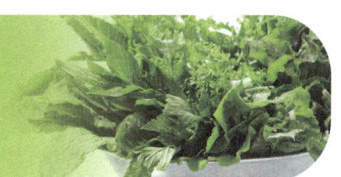

이름	이토 게이(가명)
나이	45살
직업	직장인
상태	알 수 없는 원인으로 살이 찐다

"김소형 원장님, 만나 뵙게 돼서 무척 반갑습니다."

비교적 능숙한 한국말로 반가움을 표하는 그녀는 저 멀리 일본에서 날아온 환자였다.

일본은 다이어트에 대한 관심이 매우 높은 나라다. 일본에서 유행하는 이색 다이어트가 우리나라에까지 퍼져 선풍적인 인기를 누린 경우도 많다. 역으로 나는 '코리안 다이어트'를 일본에 소개해 화제를 모았다. 평소 한국 문화에 관심이 많던 이토는 나의 다이어트 철학에 커다란 흥미를 느꼈다. 그래서 모처럼 한국을 방문할 기회가 생기자 나를 찾아온 것이다.

"특별한 이유 없이 자꾸만 살이 찌네요. 식사량을 줄여도 별다른 효과가 없어요. 이대로 가다간 정말 비만해지는 것이 아닌지 걱정이 됩니다."

이토의 고민은 원인 모를 체중 증가였다. 수년 가까이 유지하던 몸무게가 근래 들어 급격히 늘어난 것이다. 생활 패턴의 변화가 거의 없었기에 그녀의 궁금증과 답답함은 더욱 컸다.

나는 우선 그녀의 일상생활에 대해 상세히 물었다. 이토는 하루 종일 앉아 있는 사무직 일을 하고 있었으며, 얼마 전 승진을 한 이후 업무 증가로 비교적 많은 스트레스를 받고 있었다. 또 하루 식사량이 많은 것은 아니지만 기분이 나쁜 날은 폭식을 하는 습관이 있었다.

"혹시 근래 들어 복통이나 변비로 고생을 하고 있지 않나요?"

이토는 놀란 토끼처럼 눈을 동그랗게 뜨며 고개를 끄덕였다. 사실 살이 찐 것만큼이나 고민되는 문제가 변비라고 했다.

나는 그녀에게 갑자기 살이 찐 것은 스트레스와 폭식 그리고 신체 노화 등으로 소화기가 약해져 체내에 담음이라는 노폐물이 쌓이고, 그리하여 결국 기초대사량이 뚝 떨어져 에너지가 잘 소비되지 않기 때문이라고 말했다. 실제로 그녀의 기초대사량을 측정해본 결과 예상대로 평균 이하의 수준으로 몸의 에너지 소비가 잘 안 되고 있었다.

나는 그녀에게 몸의 기초대사량을 회복시키고 체지방 대사를 활성화하기 위해 해독(담음 배출) 처방을 내렸다. 옆에서 꾸준히 경과를 지켜보며 치료할 수 없다는 것이 다소 아쉬웠지만, 다행히 그녀는 메일로 자신의 상태가 많이 호전되었음을 알려왔다. 이유 없는 체중 증가는 물론 변비까지 사라졌다고 했다.

'생활 패턴이 평소와 별반 차이가 없는데 갑자기 살이 쪘다', '많이 먹지 않아도 살이 찐다', '굶어도 안 빠진다' 등 살찌는 원인을 몰라서 벙어리 냉가슴을 앓는 이들이 의외로 많다.

기초대사량이 떨어지면 살이 빠지지 않는다는 것은 이제 널리 알려진 상식이다. 우리 몸은 기초대사량이 높으면 열량을 빨리 많이 소모하고, 기초대사량이 낮으면 열량을 축적한다. 평소와 같은 식생활을 유지한다고 해도 몸 전체의 기초대사량이 떨어지면 자연히 살이 찔 수밖에 없다.

그렇다면 기초대사량이 감소하는 이유는 도대체 무엇일까? 많은 원인이 있지만 가장 주요한 이유로 손꼽히는 것은 체내 노폐물이다. 우리 몸 곳곳에 쌓인 노폐물이 신진대사를 방해하여 결과적으로 기초대사량을 낮추는 것이다.

결국, 기초대사량이 높고 신진대사가 잘 이루어지려면 노폐물이 몸 밖으로 순조롭게 배출되어야 한다. 이것이 제대로 이루어지지 않으면 걸쭉하고 탁한 상태의 노폐물이 신체 각 기관인 뇌, 대장, 혈관, 피부 등에 점차 쌓여간다. 몸속에 쌓인 노폐물은 심각한 여러 질환을 야기한다. 독성 노폐물은 어지러움과 두통 등을 유발할 뿐만 아니라 복부 팽만감으로 속을 거북하게 하고 고통스러운 변비를 일으킨다. 결정적으로 지방으로 저장된 잉여 에너지를 제때 가져다 쓰지 못해 급격하게 살이 찐다.

다이어트 1주 차에는 이러한 몸속 노폐물인 담음을 제거하는 일에 심혈을 기울이자. 그러기 위해서는 우선 소화기관의 활성화를 돕는 본초식을 잘 따라 섭취해야 한다. 특히 노폐물이 가장 많이 쌓여 있는 장을 깨끗이 청소해주는 현미&찰기장 본초밥을 꼭 먹도록 하자. 식이섬유가 다량으로 함유된 현미와 생리 활성 물질이 포함된 찰기장은 노폐물을 배출하는 것을 돕는 훌륭한 본초다. 또한 구부정한 자세는 내장을 뒤틀리게 만들어 소화를 방해하기 때문에 1주 차에서는 척추를 곧게 펴주는 거들운동을 하도록 한다.

다이어트의 첫걸음은 기초대사량을 높이는 일이다. 아무리 굶고 운동을 해도 체내 에너지 소비 속도가 느리다면 큰 효과를 기대하기 어렵다. 따라서 담음이라는 노폐물을 배출하여 몸속 에너지 소비 효율을 1등급으로 만드는 것, 그것이 바로 본초 해독 다이어트 1주 차의 미션이다.

Check List | 담음(노폐물) 지수

다음의 테스트로 현재 내 몸의 담음 지수를 알아보자. 각 항목의 내용을 읽고 그 정도에 따라 '0'(증세가 전혀 느껴지지 않음), '1'(가벼운 증상이 조금 느껴짐), '2'(증세가 자주 심하게 느껴짐)에 체크를 하자. 테스트를 마친 후에는 자신이 체크한 숫자를 더해 결과를 알아본다.

이유 없이 한두 달 사이에 급격히 살이 쪘다.	0	1	2
굶어도 체중은 그대로다.	0	1	2
배가 잘 고프지 않다.	0	1	2
음식을 오래 씹지 않고 빨리 삼킨다.	0	1	2
얼굴색이 전체적으로 칙칙하고 누렇다.	0	1	2
눈 밑이 거무스름하고 툭 불거졌다.	0	1	2
혀에 희거나 누런 태가 끼고, 전체적으로 부어 있다.	0	1	2
감기에 걸리지 않아도 가래가 자주 끓는다.	0	1	2
속이 항상 더부룩하다.	0	1	2
누운 자세의 복부에서 달걀만 한 덩어리의 움직임이 느껴진다.	0	1	2
팔다리 여기저기가 저리고 냉하다.	0	1	2

등 한가운데가 얼음장처럼 시리다.	0	1	2
피부 아래에 멍울 같은 것이 잘 잡힌다.	0	1	2
언제나 몸이 천근만근 무겁다.	0	1	2
조금만 걸어도 숨이 찬다.	0	1	2

||| 당신의 몸 상태는

0~10점 노폐물 없는 청정 지대

당신의 몸은 노폐물을 원활하게 배출하고 있다. 1주 차에 미량의 체내 노폐물까지 완전히 배출한다면 해독 다이어트의 효과를 만끽할 수 있을 것이다.

11~20점 노폐물 위험주의보

현재 체내 노폐물의 흐름이 제대로 이루어지고 있지 않다. 노폐물 위험주의보 단계에 있는 사람들은 1주 차에 본초밥으로 식단을 조절하는 것은 물론 본초수水 요법까지 병행하자.

21~30점 만성 노폐물 증후군

지방질 등의 각종 체내 노폐물이 상당히 많이 쌓여 있는 심각한 상태로 변비에 시달리고 있을 확률이 높다. 이 단계에 해당하는 사람은 1주 차 활동을 한 주 더 한 후 다음의 2주 차 단계로 넘어가자. 만약 점수가 27점 이상이라면 병원에 내방하여 의사에게 진찰을 받기를 권한다.

다이어트 1주 차
노폐물 배출하기 수칙

살이 빠지려면 몸 자체가 에너지 소비가 높아야 한다. 1주 차에는 기초대사량을 높이기 위해 몸속 노폐물인 담음을 제거하는 데 집중한다.

- 소화기관의 활성화를 돕는 음식을 섭취하도록 하자. (이 책에서는 본초식으로 식단을 꾸몄다.)
- 노폐물이 가장 많이 쌓여 있는 장을 깨끗이 청소해주는 현미&찰기장 본초밥을 먹도록 하자.
- 체내 노폐물 배출에 큰 도움을 주는 담음 배출 본초수水와 본초녹즙을 수시로 마시도록 하자.
- 구부정한 자세는 내장을 뒤틀리게 만들어 소화를 방해하므로 1주 차에는 척추를 곧게 펴주는 거들운동을 하도록 한다.

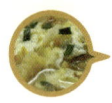 ## 소화기관을 활성화하는 본초식단

다이어트 1주 차에는 우리 몸의 소화기를 튼튼하게 만드는 본초 음식을 섭취하자. 소화기가 건강하면 담음이 몸 안에 정체될 확률이 낮아진다. 그리고 몸의 신진대사가 활성화되어 몸 전체의 기초대사량이 높아진다.

1주 차 기본 식단(1일 예상 칼로리 1200~1300kcal)

	아침	점심	저녁
월	두부샐러드 1접시, 두유 1컵	현미&기장 본초밥, 추천 본초찬, 김치, 나물류	당근사과주스 1컵, 아몬드 5알
화	병아리콩샐러드 1접시, 두유 1컵	현미&기장 본초밥, 추천 본초찬, 김치, 나물류	키위바나나주스 1컵, 아몬드 5알
수	두부샐러드 1접시, 두유 1컵	현미&기장 본초밥, 추천 본초찬, 김치, 나물류	당근사과주스 1컵, 아몬드 5알
목	병아리콩샐러드 1접시, 두유 1컵	현미&기장 본초밥, 추천 본초찬, 김치, 나물류	키위바나나주스 1컵, 아몬드 5알
금	두부샐러드 1접시, 두유 1컵	현미&기장 본초밥, 추천 본초찬, 김치, 나물류	당근사과주스 1컵, 아몬드 5알
토	병아리콩샐러드 1접시, 두유 1컵	현미&기장 본초밥, 추천 본초찬, 김치, 나물류	키위바나나주스 1컵, 아몬드 5알
일	두부샐러드 1접시, 두유 1컵	현미&기장 본초밥, 추천 본초찬, 김치, 나물류	당근사과주스 1컵, 아몬드 5알

※ 본초 재료에 대한 구입 및 문의 : 올몰(www.ollmoll.com)

아침

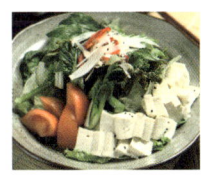

:: 두부샐러드

두부에는 소화 흡수가 잘되는 단백질과 비타민이 함유되어 있다. 또한 콜레스테롤을 녹여 운반 및 제거하는 효능이 있어 혈관 청소에 도움이 된다.

재료 두부 1/2모(150g), 새싹채소 1/2팩, 방울토마토 5개, 오리엔탈드레싱 1큰술

만드는 방법
❶ 두부를 씻어 깍둑썰기 한다.
❷ 새싹채소는 잘 씻어 물기를 빼고, 손질한 방울토마토는 1/2로 자른다.
❸ 그릇에 두부, 새싹채소, 방울토마토를 넣고 오리엔탈드레싱을 뿌려 낸다.

:: 병아리콩샐러드

이집트가 원산지인 병아리콩에는 식이섬유가 풍부해 장을 청소해주는 효능이 뛰어나다. 또한 비타민 C가 다량 함유돼 있어 면역력을 길러주며, 칼슘과 철분이 많아 골다공증과 빈혈을 예방해준다. 항암 효과가 뛰어난 병아리콩을 꾸준히 섭취하면 암을 방지하고 당뇨를 개선할 수 있다. 고단백 저지방 식품으로 다이어트에 큰 도움이 되는 병아리콩에는 아르기닌 성분도 포함되어 있어 지방의 연소를 적극 돕는다.

재료 병아리콩 100g, 방울토마토 4~5개, 오이 1/2개, 파프리카 1/2개, 블루베리 5~6개,

새싹채소 20g, 발사믹소스 5큰술, 다진 양파 1큰술, 소금 약간, 후추 약간

만드는 방법

❶ 5시간 정도 찬물에 불린 병아리콩을 냄비에 담고 25분 정도 삶는다.
❷ 오이와 파프리카는 알맞게 채를 썰고, 방울토마토는 반으로 가른다.
❸ 삶은 병아리콩, 손질한 오이, 파프리카, 방울토마토, 블루베리, 새싹채소를 볼에 담고 발사믹소스와 다진 양파를 넣어 고루 섞는다.
❹ 소금과 후추로 간을 맞춰 접시에 낸다.

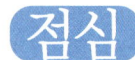

:: 현미&찰기장 본초밥

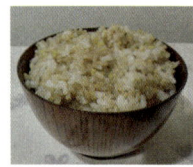

현미&찰기장 본초밥에 들어 있는 다량의 식이섬유와 생리 활성화 물질이 장에 쌓인 찌꺼기를 깨끗이 배출시켜주고 담음을 없애준다.

재료 현미 7, 찰기장 3 (숫자는 전체 양 대비 재료의 비율)

만드는 방법

❶ 현미와 찰기장을 깨끗이 씻어 물에 2~3시간 불린 후 밥을 짓는다. (현미잡곡밥의 특성상 압력솥에 밥을 해야 부드럽게 먹을 수 있다.)

저녁

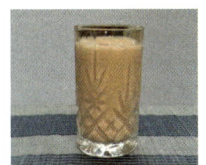

:: 당근사과주스

당근사과주스의 재료인 당근은 간장에 있는 각종 노폐물을 분해 및 배출시키며, 사과에 함유된 풍부한 식이섬유는 배변 활동을 적극 돕는다.

재료 당근 1/2개, 사과 1/2개
만드는 방법
❶ 분량의 당근과 사과를 껍질째 깨끗이 손질하여 깍둑썰기 한다.
❷ 썰어놓은 당근과 사과를 믹서에 간다.
❸ 간 당근과 사과를 베보에 넣고 짜내어 즙을 내어 마신다.

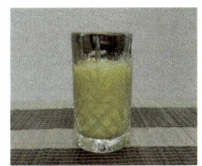

:: 키위바나나주스

위산을 중화해주는 성분이 함유돼 있어 속을 편하게 만들어주며, 풍부한 섬유질로 장의 연동운동을 돕는다. 또한 바나나에는 세로토닌이 많이 들어 있어 다이어트 시의 우울감을 극복하는 데 도움을 준다.

재료 바나나 1/2개, 키위 1개
만드는 방법
❶ 분량의 바나나와 키위의 껍질을 벗겨 깍둑썰기 한다.

❷ 썰어놓은 바나나와 키위를 믹서에 간다.
❸ 기호에 따라 소량의 꿀을 첨가하거나 혹은 그대로 마신다.

추천 본초찬

※ 레시피의 분량은 모두 1인 기준

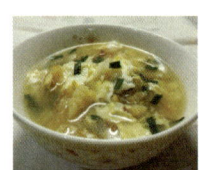

∷ 북엇국

메티오닌 성분의 아미노산이 다량으로 함유되어 간장을 보호하는 기능이 뛰어나며 알코올 등 해독에도 효과가 있다.

재료 북어포 25g, 두부 20g, 달걀 10g, 실파 5g, 참기름 1/4작은술, 간장 1/6작은술, 다진 마늘 1/4작은술, 물 1과 1/2컵, 소금 3/4작은술

만드는 방법
❶ 스프레이를 이용해 북어포에 물을 살짝 뿌린다.
❷ 물을 흡수한 북어포에 다진 마늘, 간장, 참기름을 넣고 고르게 무친다.
❸ 두부는 한입 크기로 썬다.
❹ 팬에 양념한 북어포를 넣고 약한 불에서 충분히 볶은 후에 물을 넣고 끓인다.
❺ 손질한 두부를 넣는다.
❻ 북엇국이 한소끔 끓으면 불을 줄여 국물이 뽀얗게 우러나올 때까지 끓인다.
❼ 볼에 달걀을 풀어 끓고 있는 북엇국에 넣는다.
❽ 소금으로 간을 한 후 실파를 넣고 불을 끈다.

:: 표고버섯양파볶음

위장의 소화액이 증가해서 소화 기능이 강화되고, 다량의 섬유질이 숙변을 제거한다.

재료 생표고버섯 60g, 양파 20g, 당근 10g, 다진 파 2작은술, 간장 2작은술, 다진 마늘 1/4작은술, 깨소금 1/4작은술, 식용유 3/4작은술, 소금 1/8작은술

만드는 방법
1. 밑동을 잘라낸 생표고버섯을 살짝 데친 후 찬물에 헹궈 물기를 꼭 짠다.
2. 손질한 생표고버섯을 굵게 채 썬 다음 간장, 다진 파, 다진 마늘, 깨소금을 넣고 조물조물 무친다.
3. 손질한 당근은 납작하게 썰고, 양파는 굵게 채 썬다.
4. 뜨겁게 달군 팬에 식용유를 두른 후 당근과 양파를 넣고 볶다가 소금으로 간을 한다.
5. 양념된 생표고버섯을 넣고 마저 살짝 볶는다.

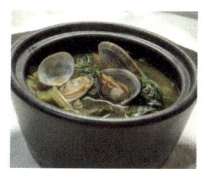

:: 바지락된장국

필수아미노산이 풍부하며 타우린이 담즙의 배설을 촉진해 간장의 해독 작용을 돕는다.

재료 호박 20g, 감자 50g, 바지락 30g, 된장 2작은술, 고추장 1/8작은술, 대파 3g, 다진 마늘 1/2작은술, 물 1과 1/2작은술

만드는 방법
1. 바지락을 소금물에 담가 해감을 뺀다.
2. 냄비에 물과 해감한 바지락을 넣어 끓인다.
3. 호박과 감자를 한입 크기로 썬다.

❹ 바지락이 끓고 있는 냄비에 된장과 고추장을 풀고 감자를 넣는다.
❺ 감자가 어느 정도 익으면 호박과 다진 마늘을 넣고 한소끔 끓인다.
❻ 다 끓으면 대파를 넣고 불을 끈다.

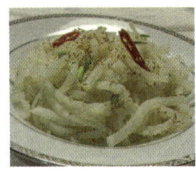

:: **무나물**

디아스타제와 페루오키시타제 성분이 소화를 촉진하고 체내에 쌓인 유해한 담음 노폐물을 배출한다.

재료 무 70g, 식용유 1/2작은술, 다진 마늘 1/8작은술, 소금 1/2작은술, 다진 파 5작은술, 참기름 1/8작은술, 깨소금 1/4작은술, 물 1큰술

만드는 방법
❶ 무는 씻어서 채 썬다(너무 가늘면 볶는 도중에 부러지므로 약간 굵게 채 썬다).
❷ 팬에 식용유를 두르고 무를 넣고 볶다가 물을 넣고 살캉살캉하게 익힌다.
❸ 익은 무가 있는 팬에 소금과 다진 마늘을 넣고 같이 볶는다.
❹ 물기가 잦아들면서 말갛게 익으면 다진 파, 깨소금, 참기름을 넣고 살짝 섞는다.

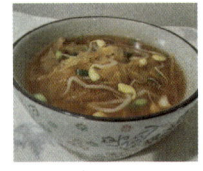

:: **콩나물김칫국**

비필수아미노산의 하나인 아스파라긴산이 체내 에너지대사율을 높이고 니코틴 등의 유해 물질을 중화시킨다.

재료 콩나물 50g, 배추김치 40g, 대파 5g, 멸치 3g, 다진 마늘 1/4작은술, 소금 1/8작은술, 물 1과 1/2컵

만드는 방법

❶ 콩나물은 꼬리를 떼고 깨끗이 씻어 체에 건져 놓는다.
❷ 잘 익은 배추김치는 속을 털어 잘게 썬다.
❸ 냄비에 물과 멸치를 넣고 끓인다. 물이 끓으면 불을 약하게 하고 졸여 약 3~4분 뒤 멸치를 건져낸다.
❹ 멸치를 우려낸 국물에 김치와 콩나물을 넣고 뚜껑을 덮어 끓인다. 국물이 다시 끓으면 불을 약하게 줄여 다진 마늘을 넣고 충분히 끓여준다.
❺ 어슷 썬 대파를 넣고 소금으로 간을 맞추어 불에서 내린다.

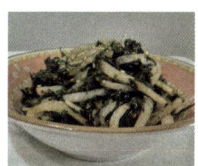

:: **파래무침**

다량의 점액 성분이 호흡기로 들어온 미세 먼지를 제거하며 풍부한 식이섬유가 변비 해소에 도움을 준다.

재료   파래 40g, 오이 20g, 무 20g, 간장 1/2작은술, 식초 1/2작은술, 고춧가루 1/2작은술, 소금 1/2작은술, 설탕 1/2작은술

만드는 방법

❶ 파래는 굵은 소금을 넣고 잘 주물러 물에 여러 번 씻어 헹군 후(검은 물이 나오지 않을 때까지) 꼭 짠다.
❷ 껍질을 벗긴 오이를 곱게 채 썬다.
❸ 얇게 저며 썬 무를 채 썬다.
❹ 간장, 식초, 고춧가루, 소금, 설탕을 섞어 양념장을 만든다.
❺ 볼에 손질한 파래, 오이, 무와 양념장을 넣고 조물조물 무친다.

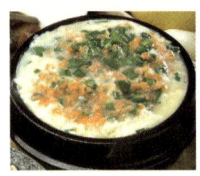

∷ 야채달걀찜

레시틴 성분이 혈관 벽에 쌓인 중성지방을 녹이고 나쁜 콜레스테롤이 축적되는 것을 막아준다.

재료   달걀 50g, 당근 10g, 양파 10g, 실파 2g, 소금 1/2작은술, 물 1/2컵

만드는 방법

❶ 볼에 푼 달걀에 물 1/2컵을 붓고 고루 섞어 체에 내린 다음 소금으로 간을 한다.
❷ 당근과 양파는 곱게 다지고 실파는 채 썬다.
❸ 달걀 물과 손질한 당근, 양파, 실파를 섞어 그릇에 담는다.
❹ 김이 오른 찜통에 야채 달걀 물이 든 그릇을 넣고 10분 정도 찐다(전자레인지를 이용해도 된다).

추천 본초 식품

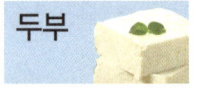

두부는 영양이 풍부하고 소화 흡수가 잘되는 식물성 단백질 식품이다. 또한 소화를 증진하고 기를 돋워주며, 비위를 조화롭게 하고 대장의 더러움을 씻어내는 효능이 있다.

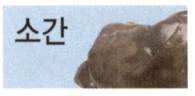

철분이 풍부하여 체내 산소 공급을 돕는다. 다른 육류에 비해 단백질, 칼슘 등의 각종 영양소가 풍부하여 체력을 보강한다.

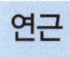 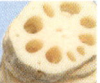 신장의 기능을 강화하여 소변 배출을 촉진한다. 생으로 먹으면 열과 갈증을 풀어주며, 익혀서 먹으면 위의 기능을 도와 소화력을 향상시킨다.

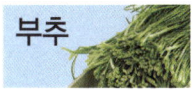 위장을 튼튼하게 만드는 부추는 나쁜 피를 제거하는 효능이 있다. 이 밖에 간 기능을 튼튼히 하는 효과가 있으며 비타민 B_1, B_2, C 등이 다량 함유되어 있어 비타민의 보고로 불린다.

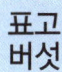 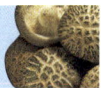 소화기관을 튼튼하게 하고, 면역 기능을 강화하며, 균을 억제하는 효능이 있다. 혈액의 대사를 돕는 엘리타테닌 성분으로 피를 맑게 해준다.

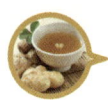 ## 담음 배출 본초수 & 본초녹즙

위장과 혈관을 비롯한 온몸에 비생리적인 노폐물이 쌓이면 기초대사량이 급속하게 떨어져 비만을 일으킨다. 또한 소화불량과 두통 등의 증상을 수반해 몸의 기초 컨디션을 약화시킨다. 해독 다이어트 1주 차에는 체내 노폐물 배출에 큰 도움을 주는 담음 배출 본초수와 본초녹즙을 수시로 마시도록 하자.

담음 배출 본초수 | 생강수

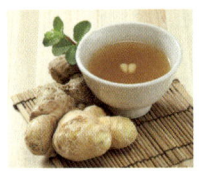

위액과 위산의 분비를 정상화시켜 위궤양과 십이지장 궤양을 예방한다. 더불어 장의 연동운동을 촉진해 음식물의 소화를 돕는다.

재료 생강 3~4쪽, 물 800ml

만드는 방법
❶ 껍질을 벗긴 생강을 깨끗이 씻은 후 마른 행주로 물기를 닦아 얇게 저며 썬다.
❷ 냄비나 찻주전자에 생강과 물을 넣고 약한 불에서 10~15분 정도 끓인다.
❸ 생강을 넣고 식힌 후 수시로 마신다(기호에 따라 꿀을 넣고 차처럼 마셔도 좋다).

담음 배출 본초 녹즙 | 양배추야채녹즙

식이섬유가 풍부하여 장운동을 활발하게 만드는 데 탁월한 효능이 있다. 각종 비타민과 뮤신 등의 성분이 함유돼 있어 지친 위장을 보호한다.

재료   양배추 4, 연근 2, 표고버섯 1/2, 신선초 1/2, 은행 1/2, 케일 1, 모싯잎 1, 보리 어린순 1/2 (숫자는 전체 양 대비 재료의 비율)

만드는 방법
❶ 손질된 각각의 모든 재료를 잘 씻어 물기를 말린다.
❷ 모든 재료를 잘게 자른다.
❸ 믹서에 넣고 간다.

※ 본초 재료에 대한 구입 및 문의 : 올몰(www.ollmoll.com)

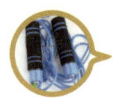 ## 척추를 바로잡는 거들운동

현대인 대다수는 장시간 책상 앞에 앉아 컴퓨터로 업무를 처리한다. 여유 시간에도 고개를 푹 숙인 채 스마트폰만 정신없이 바라보기 일쑤다. 이런 생활 습관은 목뼈와 척추의 변형을 불러일으키기에 딱 좋다. C자 커브여야 하는 목뼈가 점점 일자 커브로 변형되는 일자목증후군과 더불어 목이 늘어지는 거북목증후군을 초래하고, 구부정한 자세는 경추와 어깨 근육을 변형시키는 척추측만증을 불러오고 골반을 삐뚤어지게 한다.

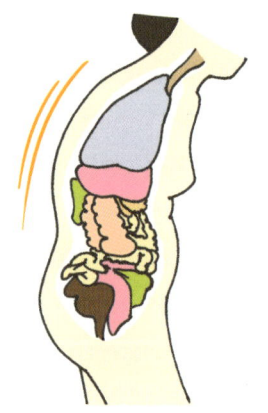
구부정한 자세로 인해
척추가 휘어져
내장 기관이 짓눌려 있다.

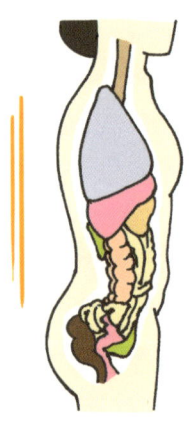
바른 자세로 인해
척추가 곧게 뻗어
내장 기관이 제 위치에 있다.

이와 같이 변형된 자세는 단순히 근골격계 질환으로 끝나지 않는다. 인체의 내장 기관을 뒤틀리게 만들어 소화 장애 등 내장의 부담에 따른 질환들을 유발한다. 또한 잘못된 자세가 우리 몸에 노폐물이 쌓이게 하고 우리를 살찌기 쉬운 체질로 만든다.

1주 차 거들운동

1주 차 거들운동의 핵심 포인트는 비뚤어진 척추를 곧게 펴 내장 기관의 압박을 덜어내는 것이다. 1주 차 거들운동은 척추와 옆구리 등의 근육을 강화시켜 곧은 자세를 만들어주고, 그리하여 기초 체력을 길러준다. 척추가 바로잡아지는 것은 물론 만성 위장장애는 물론이고 담음을 없애는 데 도움이 된다.

1 준비운동 8회 반복

몸을 이완시켜 부상의 위험에서 벗어나게 한다.

1 어깨너비만큼 발을 벌리고 선다.

2 양팔을 위로 올린 후 옆으로 원을 그리듯 내린다.

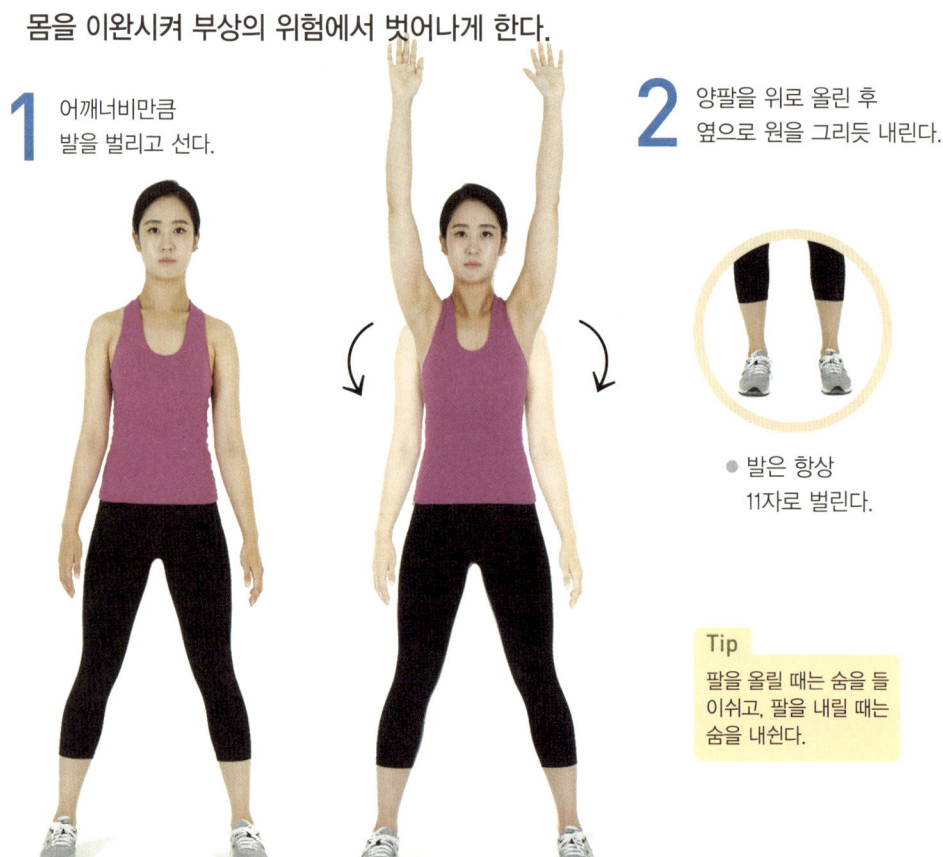

• 발은 항상 11자로 벌린다.

Tip
팔을 올릴 때는 숨을 들이쉬고, 팔을 내릴 때는 숨을 내쉰다.

2　프로펠러 운동　좌우 4회 반복

헬리콥터의 프로펠러 같은 움직임으로 허리 주변 근육을 강화한다.

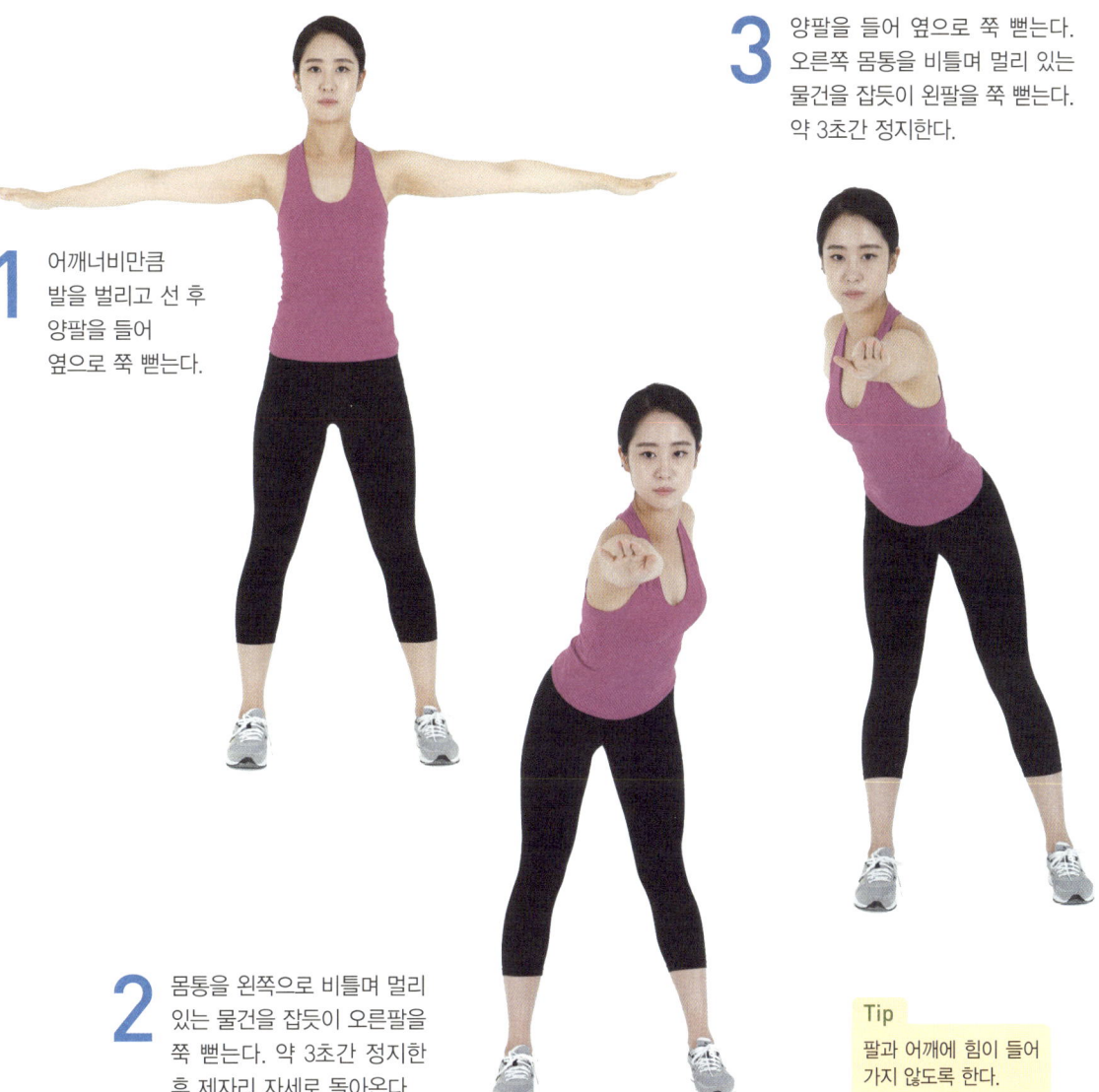

1 어깨너비만큼 발을 벌리고 선 후 양팔을 들어 옆으로 쭉 뻗는다.

2 몸통을 왼쪽으로 비틀며 멀리 있는 물건을 잡듯이 오른팔을 쭉 뻗는다. 약 3초간 정지한 후 제자리 자세로 돌아온다.

3 양팔을 들어 옆으로 쭉 뻗는다. 오른쪽 몸통을 비틀며 멀리 있는 물건을 잡듯이 왼팔을 쭉 뻗는다. 약 3초간 정지한다.

Tip
팔과 어깨에 힘이 들어가지 않도록 한다.

3 기지개 운동　좌우 4회 반복

굳어 있는 몸을 쭉 펴는 기지개 동작으로 흉근과 복근을 키운다.

1 어깨너비만큼 발을 벌리고 선다. 왼발을 앞으로 내딛으며 가슴을 쭉 편다. 이때 기지개를 펴듯이 양팔을 위로 쭉 뻗는다. 약 3초간 정지한 후 양팔을 내려 제자리 자세로 돌아온다.

2 오른발을 앞으로 내딛으며 가슴을 쭉 편다. 이때 기지개를 펴듯 양팔을 위로 쭉 뻗는다. 3초간 정지한 후 양팔을 내려 제자리 자세로 돌아온다.

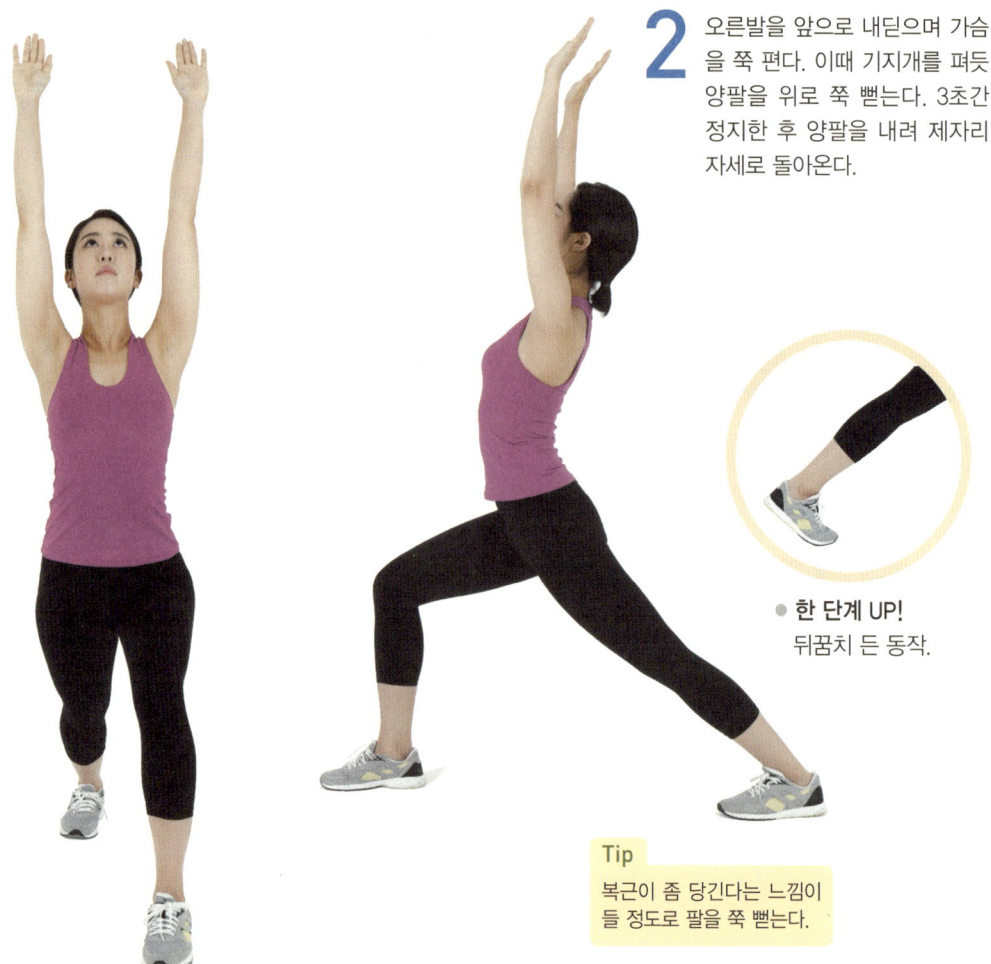

● 한 단계 UP!
뒤꿈치 든 동작.

Tip
복근이 좀 당긴다는 느낌이 들 정도로 팔을 쭉 뻗는다.

4 C라인 운동   좌우 4회 반복

대문자 C 모양으로 몸을 옆으로 최대한 굽혀 옆구리 근육을 단련한다.

1 어깨너비만큼 발을 벌리고 선다. 오른팔을 위로 올려 귀에 붙인 후, 왼쪽으로 허리를 천천히 기울인다. 약 3초간 정지한 후 제자리 자세로 돌아온다. 왼팔을 위로 올려 귀에 붙인 후 오른쪽으로 허리를 천천히 기울인다. 약 3초간 정지한다.

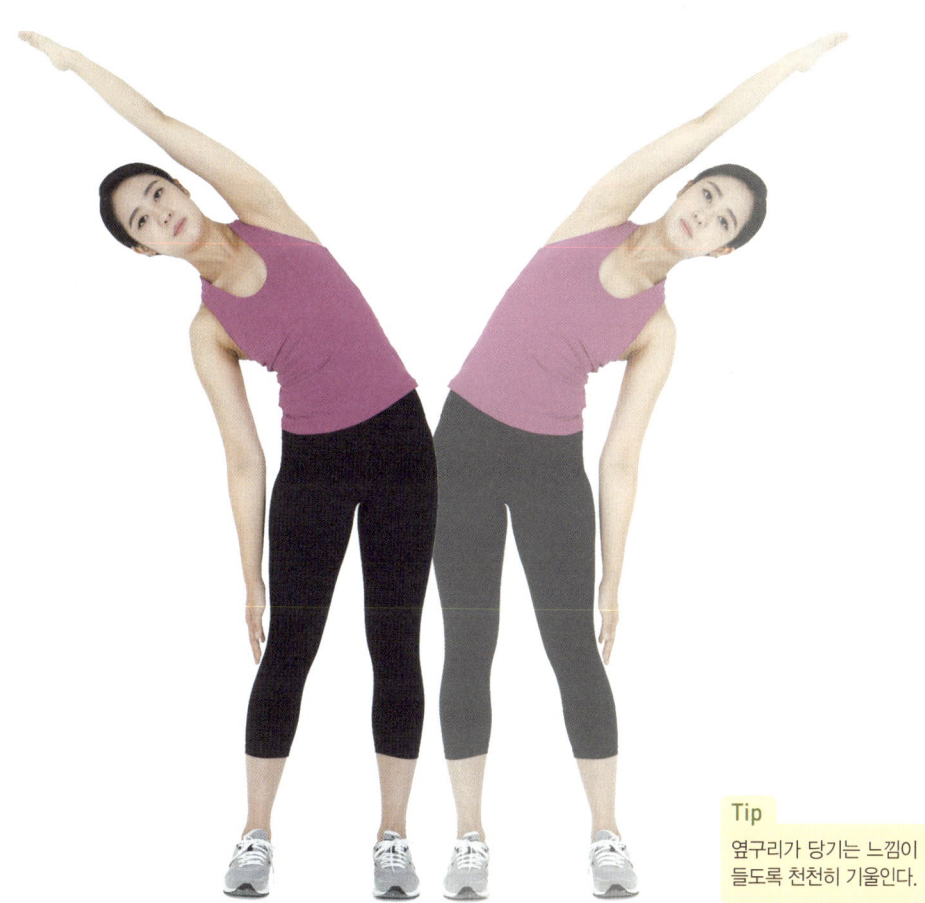

Tip
옆구리가 당기는 느낌이 들도록 천천히 기울인다.

5 엑스맨 운동　좌우 4회 반복

온몸을 좌우로 교차하여 척추를 중심으로 전신 근육을 강화한다.

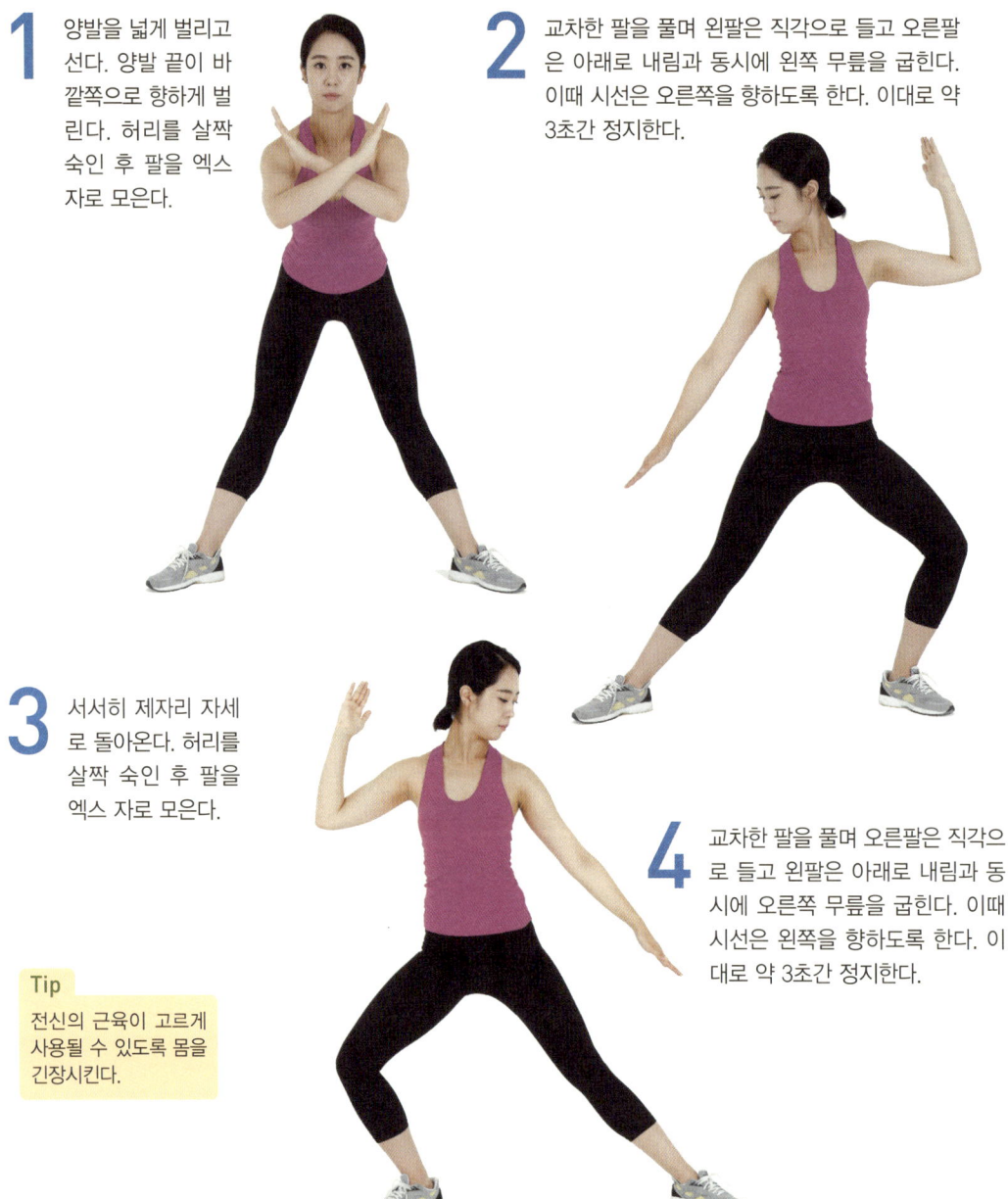

1 양발을 넓게 벌리고 선다. 양발 끝이 바깥쪽으로 향하게 벌린다. 허리를 살짝 숙인 후 팔을 엑스 자로 모은다.

2 교차한 팔을 풀며 왼팔은 직각으로 들고 오른팔은 아래로 내림과 동시에 왼쪽 무릎을 굽힌다. 이때 시선은 오른쪽을 향하도록 한다. 이대로 약 3초간 정지한다.

3 서서히 제자리 자세로 돌아온다. 허리를 살짝 숙인 후 팔을 엑스 자로 모은다.

4 교차한 팔을 풀며 오른팔은 직각으로 들고 왼팔은 아래로 내림과 동시에 오른쪽 무릎을 굽힌다. 이때 시선은 왼쪽을 향하도록 한다. 이대로 약 3초간 정지한다.

Tip 전신의 근육이 고르게 사용될 수 있도록 몸을 긴장시킨다.

6 마무리 운동　4회 반복

긴장된 근육을 이완하여 부상의 위험을 막는다.

1 어깨너비만큼 양발을 벌리고 선다.
허리를 숙여 손끝이 바닥에 닿도록 한다.

2 두 팔을 들어 올림과 동시에 허리를 펴고 숨을 들이마시며 서서히 일어난다.

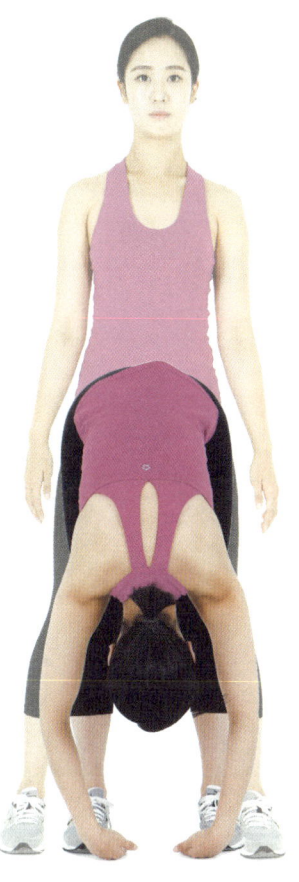

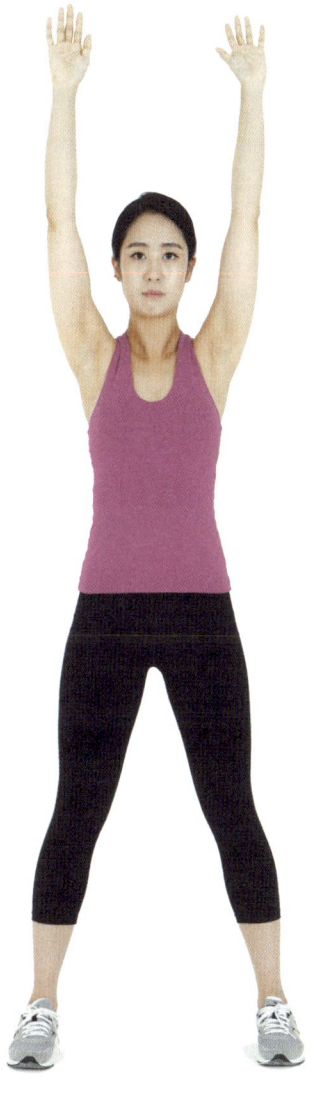

Tip
허리를 숙일 때는 무릎이 구부러져도 상관없다.

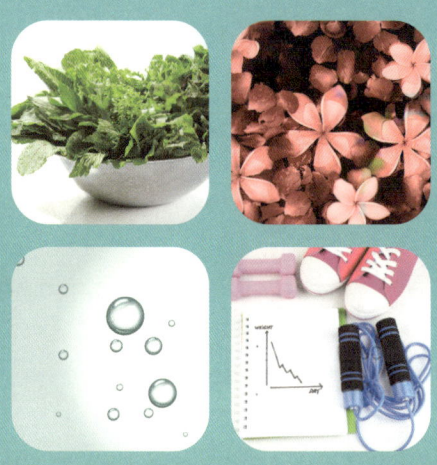

Part 05

본초 해독
다이어트 2주 차
어혈(나쁜 피) 풀기

어혈을 제거하면 혈액순환이 개선된다

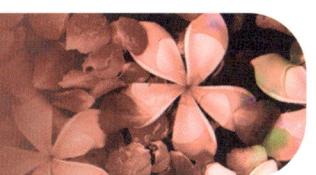

이름	박하나(가명)
나이	23살
직업	대학생
상태	마른 몸에 복부 비만

"원장님, 몸무게만큼이나 걱정되는 게 있어요."

그녀는 사뭇 진지한 표정이었다. 나는 정상 체중보다 30kg 정도 더 나가는 고도비만 환자에게 체중보다 더 걱정스러운 일이 무엇인지 궁금했다.

"생리를 안 한 지 9개월이 넘었어요. 원래 고등학교 때부터 생리 불순이 좀 심한 편이긴 했지만 이렇게 오랫동안 월경이 없었던 적은 처음인 것 같아요."

박하나 양이 다른 곳이 아닌 우리 병원을 찾은 것은 그녀의 어머니 때문이었다. 고도비만 환자였던 하나 양의 어머니 또한 나에게 치료를 받았던 것이다. 나는 그녀의 어머니가 아주 어렵게 임신을 했다는 이야기를 들었다. 아마도 하나 양 역시 어머니와 같은 문제로 곤란을 겪는 것은 아닌지 내심 걱정을 하고 있다는 생각이 들었다.

"생리통이 심한 편인가요?"

그녀가 고개를 크게 끄덕이며 말을 이었다.

"말도 마세요. 학교에서 조퇴를 할 정도로 심했다니까요. 생리 첫날은 밥도 못 먹고 누워만 있을 정도예요."

나는 하나 양과 같은 환자들에게서 흔히 보이는 혈액순환 장애와 어혈이 병증의 주요한 원인일 것이라고 짐작했다. 검사를 진행한 결과는 역시 예상대로였다.

"하나 양은 어혈 지수가 높습니다. 비만이 된 이유도, 지속적으로 생리를 안 하는 근본 원인도 바로 어혈로 인한 혈액순환 장애예요."

나는 그녀에게 자궁의 냉증과 어혈을 제거하는 프로그램을 짜줬다. 프로그램을 통해 냉기를 개선하고 자궁 내 순환을 도와 어혈을 개선하는 본초식과 뒤틀린 골반을 바로잡아주는 '하트 엉덩이 운동법'을 생활화하도록 했다.

"원장님, 기쁜 소식이 있어요!"

치료를 시작한 지 꼭 두 달 만에 한층 밝은 얼굴로 그녀가 말했다. 9개월 만에 처음으로 정상적인 생리를 시작했다는 거였다. 생리를 하게 되면서 생리통이 사라지고 그녀의 체중 또한 감소하기 시작했다.

어혈이란 쉽게 말해 체내에 쌓여 있는 죽은 핏덩어리(혈전, 비정상적 적혈구, 혈액 내 잔존하는 각종 찌꺼기, 콜레스테롤, 중성지방 등이 뭉쳐진 것)다. 이러한 어혈은 교통사고와 같은 외부적인 원인뿐만 아니라 스트레스, 무분별한 식습관, 잘못된 생활 습관 등과 같은 내부적인 원인에 의해서도 발생한다.

몸속에 어혈이 쌓이면 혈액순환 장애가 일어나 손발이 차고 저리며, 수시로 쥐가 난다. 또한 멍이 쉽게 들고, 피부가 까매지거나, 허리가 끊어질 듯 아픈 증세도 나타난다. 그리고 어혈로 인해 피의 흐름이 막히면서 몸이 붓고, 부은 것이 그대로 살이 되어 비만을 초래한다. 실제로 유산이나 출산을 경험한 여성들이 산후 어혈을 소홀히 관리해 비만해지는 경우가 많다.

어혈형 비만 환자 중 여성들은 생리통, 생리 불순 등의 자궁 관련 질환까지 함께 겪는다. 자궁이 건강하지 못하면 불임은 물론 각종 여성 질환에 노출될 위험이 높아진다.

몸 안에 쌓인 어혈을 제거하려면 어떤 노력을 기울여야 할까? 가장 원론적인 방법은 식습관을 개선하는 것이다. 인스턴트 음식을 멀리하는 것은 물론 해초류 등의 본초 식품을 꾸준히 섭취하면 혈액순환을 원래대로 되돌릴 수 있다. 더불어 여성 건강의 척도라 불리는 엉덩이 운동을 하는 것도 잊지 말아야 한다. 넓적하고 네모난 엉덩이는 골반의 변형으로 자궁 내 혈액순환이 원활하지 않다는 증거며, 이는 곧 복부에 지방이 쉽게 쌓이는 어혈형 비만이 될 위험이 높다는 뜻이기도 하다.

명의 허준 선생은 남자 열 고치기보다 여자 하나 고치기가 어렵다고 했다. 이는 월경, 임신, 출산, 수유 등으로 커다란 변화를 겪는 여성의 몸이 그만큼 복잡하고 섬세하다는 의미다. 다이어트 2주 차에는 여성 건강과 복부 비만의 주요 원인인 어혈을 없애는 데 초점을 맞추자. 1주 차에 몸의 에너지 소비 효율을 높였다면, 2주 차에는 몸속 혈액순환 개선으로 군살이 생길 싹을 잘라내는 것이다.

Check List | 어혈 지수

다음의 테스트로 현재 내 몸의 어혈 지수를 알아보자. 각 항목의 내용을 읽고 그 정도에 따라 '0'(증세가 전혀 느껴지지 않음), '1'(가벼운 증상이 조금 느껴짐), '2'(증세가 자주 심하게 느껴짐)에 체크를 하자. 테스트를 마친 후에는 자신이 체크한 숫자를 더해 결과를 알아본다.

항목	0	1	2
얼굴에 여드름과 기미 등의 피부 트러블이 잦다.	0	1	2
피부 톤이 어둡고, 입술이 청자색을 띤다.	0	1	2
안구 흰자위에 멍과 같은 반점이 생긴다.	0	1	2
가슴에 멍울이 잘 생긴다.	0	1	2
가슴이 답답하고 자주 숨이 찬다.	0	1	2
어깨에 단단한 것이 뭉쳐 있으며, 자주 결린다.	0	1	2
생리통이 심하다.	0	1	2
생리혈이 유독 검고, 몹시 나쁜 냄새가 난다.	0	1	2
생리 양의 변화가 심하며, 생리 불순 증상이 있다.	0	1	2
흰색 또는 누런색의 냉대하가 있다.	0	1	2
아랫배가 차고 묵직하다.	0	1	2
코피 등의 출혈이 잦다.	0	1	2

밤에 국소 부위가 붓거나 찌르듯 아프다.	0	1	2
손발이 자주 저리다.	0	1	2
혀에 검붉은 반점이 군데군데 나타난다.	0	1	2

▌▌▌ 당신의 몸 상태는

0~10점 맑고 깨끗한 무결점 혈액

점도가 낮고 맑은 혈액이 원활히 소통되는 상태다. 앞으로 2주 차 다이어트 프로그램을 충실히 익힌다면 각종 부인 질환과 복부 비만의 고민에서 더욱 멀어질 것이다.

11~20점 자꾸만 막히는 혈액순환

이 단계에 속한 사람은 아랫배가 볼록 나온 체형일 확률이 높다. 체내에 어혈이 쌓이면 제일 먼저 비만해지는 부위가 복부기 때문이다. 당장 관리하지 않으면 날이 갈수록 배가 올챙이처럼 튀어나올 수 있으므로 본초식과 거들운동법을 잘 이행하여 어혈을 제거하자.

21~30점 여성 건강의 적신호

심각한 생리통 혹은 생리 불순으로 고민하고 있지는 않는가? 이 단계에 속한 사람은 반드시 2주 차 다이어트를 1~2주 연장하도록 한다. 비만과 여성 질환에 시달리는 결정적 원인이 몸에 가득 쌓인 어혈이기 때문이다. 그리고 점수가 25점 이상인 사람은 병원에 내방하여 좀 더 전문적인 치료를 받자.

다이어트 2주 차
나쁜 피 풀기 수칙

몸속에 어혈이 쌓이면 피의 흐름이 막히면서 몸이 붓고, 부은 것이 그대로 살이 되어 비만을 초래한다. 2주 차는 몸 안에 쌓인 어혈을 제거하는 주기다. 2주 차에는 본초 식품으로 혈액순환을 개선해야 한다.

- 철과 무기질이 다량으로 들어 있어 피를 맑게 만드는 수수&차조 본초밥을 먹도록 한다.
- 해조류 중심의 본초찬을 먹도록 한다.
- 몸을 따뜻하게 만들어주는 혈액순환 본초녹즙 및 본초수를 수시로 달여 마신다.
- 골반의 모양을 바로잡고 복부 비만을 탈피하는 거들운동을 하도록 한다.

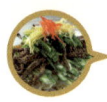 ## 맑고 깨끗한 혈액을 만드는 본초식단

체내에 고인 피는 시간이 지남에 따라 혈액 덩어리가 되어 혈액순환을 방해하고 비만을 불러일으킨다. 그뿐만 아니라 자궁 관련 질환까지 야기하기 때문에 여성들은 혈액 관리에 좀 더 신경을 써야 한다.

2주 차 기본 식단(1일 예상 칼로리 1200~1300kcal)

	아침	점심	저녁
월	해초샐러드 1그릇, 두유 1컵	수수&차조 본초밥, 추천 본초찬, 김치, 나물류	양파주스 1컵, 잣 7알
화	아스파라거스샐러드 1그릇, 두유 1컵	수수&차조 본초밥, 추천 본초찬, 김치, 나물류	천마두유 1컵, 잣 7알
수	해초샐러드 1그릇, 두유 1컵	수수&차조 본초밥, 추천 본초찬, 김치, 나물류	양파주스 1컵, 잣 7알
목	아스파라거스샐러드 1그릇, 두유 1컵	수수&차조 본초밥, 추천 본초찬, 김치, 나물류	천마두유 1컵, 잣 7알
금	해초샐러드 1그릇, 두유 1컵	수수&차조 본초밥, 추천 본초찬, 김치, 나물류	양파주스 1컵, 잣 7알
토	아스파라거스샐러드 1그릇, 두유 1컵	수수&차조 본초밥, 추천 본초찬, 김치, 나물류	천마두유 1컵, 잣 7알
일	해초샐러드 1그릇, 두유 1컵	수수&차조 본초밥, 추천 본초찬, 김치, 나물류	양파주스 1컵, 잣 7알

※ 본초 재료에 대한 구입 및 문의 : 올몰(www.ollmoll.com)

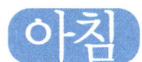

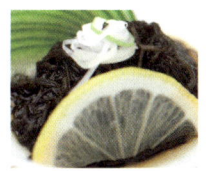

:: 해초샐러드

해초는 각종 미네랄과 식이섬유가 풍부하여 다이어트에 좋다. 혈액순환을 촉진하고 맑은 피를 생성해서 동맥경화나 빈혈에 특효가 있다.

재료　해초 30g, 물미역 20g, 파프리카 1/3개, 오이 1/3개, 양파 1/3개, 겨자드레싱 1큰술
만드는 방법
❶ 해초와 미역을 잘 손질한다(마른 미역은 물에 불려둔다).
❷ 파프리카, 오이, 양파를 일정하게 채 썬다.
❸ 그릇에 해초, 물미역, 파프리카, 오이, 양파를 담아 겨자드레싱을 뿌려 낸다.

:: 아스파라거스샐러드

채소의 왕이라 불리는 아스파라거스의 활성산소 제거 기능은 혈액순환을 원활하게 하며, 루틴 성분은 혈압을 안정화한다.

재료　아스파라거스 60g, 양송이버섯 20g, 루콜라 20g, 올리브오일 2큰술, 식초 1큰술, 파르메산치즈 가루 약간, 소금 약간, 후추 약간
만드는 방법
❶ 껍질을 벗겨 손질한 아스파라거스를 먹기 좋은 크기로 자른다.
❷ 손질한 양송이버섯도 한입 크기로 자른다.
❸ 오일을 두른 팬에 아스파라거스와 양송이버섯을 넣고 살짝 볶는다.

❹ 볼에 손질한 루콜라와 볶은 아스파라거스, 볶은 양송이버섯을 담은 후 올리브 오일과 식초를 넣고 살짝 버무린 다음 소금과 후추로 간을 한다.
❺ 그릇에 4번의 재료를 담은 다음 파르메산치즈 가루를 뿌린다.

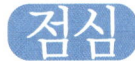

:: 수수&차조 본초밥

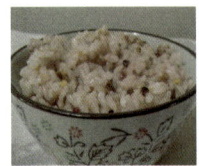

수수&차조 본초밥에는 철과 무기질이 다량으로 들어 있어 피를 맑게 만들며 체내에 불필요한 나트륨을 배출시켜 혈압을 안정화한다.

재료   백미 5, 수수 3, 차조 2 (숫자는 전체 양 대비 재료의 비율)

만드는 방법
❶ 수수와 차조를 깨끗이 씻어 물에 2~3시간 불린다.
❷ 충분히 불은 수수와 차조에 백미를 혼합하여 밥을 짓는다(잡곡밥의 특성상 압력솥에 밥을 해야 부드럽게 먹을 수 있다).

저녁

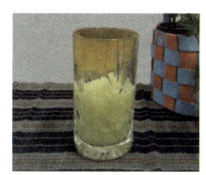

:: 양파주스

콜레스테롤이나 중성지방과 더해져 뭉쳐진 어혈을 예방하는 데 특효가 있다. 또한 케르세틴, 플라보노이드 성분은 동맥벽이 두꺼워지는 것을 막아 피가 원활하게 흐르게 한다.

재료 양파 1과 1/2개 (중간 크기의 양파는 2개를 사용한다)

만드는 방법
❶ 랩으로 싼 양파를 전자레인지에 넣고 약 5~6분여간 가열한다.
❷ 1번 양파의 껍질과 심을 제거한다.
❸ 손질한 양파를 적당하게 썰어 믹서에 넣고 간다.
※ 순수한 양파주스만 먹기 힘든 사람은 시판되는 과일주스를 소량 섞어 마셔도 좋다.

:: 천마두유

항산화 성분인 가스트로딘이 혈액의 노폐물을 제거하고 혈관을 청소하여 동맥경화, 고지혈증 등의 혈액순환 관련 성인병을 예방해준다. 더불어 노화 예방과 중풍 치료에도 탁월한 효험이 있다.

재료 천마 50g, 두유 1개

만드는 방법
① 깨끗하게 손질한 천마를 잘게 자른다.
② 믹서기에 자른 천마와 두유를 넣고 갈아 마신다.

추천 본초찬

※ 레시피의 분량은 모두 1인 기준

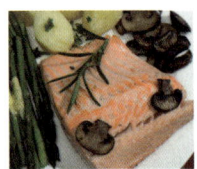

:: 연어구이

어혈 발생의 주요 원인이 되는 중성 지질을 개선하는 효과가 뛰어나며, 혈액이 잘 흐르도록 돕는다.

재료   연어 80g, 소금 1/8작은술

만드는 방법
① 연어를 깨끗이 손질하여 둔다.
② 소금을 연어 앞뒤에 고루 뿌린다.
③ 그릴에 넣고 노릇노릇하게 굽는다.

:: 시금치된장국

옛 고서『본초강목』에서는 시금치를 가리켜 혈액을 통하게 하고 독을 풀어주는 식품이라 했다. 또한 시금치에 함유된 틸라코이드는 식욕을 억제하는 다이어트 성분이다.

재료   시금치 50g, 물 1과 1/2컵, 된장 1/3작은술, 다진 마늘 1/4작은술, 대파 3g

만드는 방법

❶ 시금치를 깨끗이 다듬는다.
❷ 냄비에 분량의 물을 붓고 된장을 풀어 팔팔 끓으면 약한 불로 줄인다.
❸ 2번의 냄비에 시금치와 마늘, 어슷 썬 대파를 넣고 한소끔 끓인다.

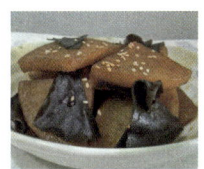

:: **무다시마조림**

혈액은 물론 체내의 전체적인 순환을 원활하게 만든다. 또한 산성화된 탁한 피를 건강한 약알카리성으로 되돌려준다.

재료   무 20g, 다시마 10g, 대파 5g, 간장 1/2작은술, 고춧가루 1작은술, 소금 1/4작은술, 깨소금 1/8작은술, 설탕 1/8작은술

만드는 방법

❶ 손질한 무를 굵게 채 썬다.
❷ 냄비에 물을 자작하게 부어 무가 반쯤 익을 때까지 삶는다.
❸ 마른 행주로 표면을 닦은 다시마를 물 1/2컵과 함께 냄비에 넣고 가열하다가, 물이 끓기 시작하면 다시마를 건져내어 무와 같은 크기로 자른다(다시마 우린 물은 육수로 사용한다).
❹ 간장, 고춧가루, 소금, 깨소금, 설탕에 대파를 다져 넣어 양념장을 만든다.
❺ 위의 무와 다시마를 냄비에 넣고 양념장을 끼얹은 후 다시마 우린 물을 가장자리에 살며시 부은 후 졸인다.

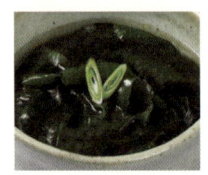

:: 맑은미역국

미역에 풍부히 함유된 철분은 혈액 생성에 도움을 주고, 끈끈한 점액질 형태의 알긴산은 체내의 중금속, 미세 먼지 등을 흡착하여 배출시킨다.

재료　미역 50g, 참기름 1/2작은술, 간장 1/2작은술, 소금 1/4작은술, 다진 마늘 1/8작은술, 물 1과 1/2컵

만드는 방법
❶ 물에 담가 불린 미역은 물기를 짜낸 후 먹기 좋게 자른다.
❷ 냄비에 참기름을 두른 후 미역과 간장을 넣고 달달 볶는다.
❸ 미역이 어느 정도 물러지면 분량의 물과 다진 마늘을 넣고 끓이다가 소금으로 간을 한다.

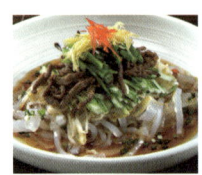

:: 청포묵무침

혈청 콜레스테롤의 수치를 대폭 떨어뜨려주기 때문에 비만한 사람에게 나타나는 고지혈증에 효과적이다.

재료　청포묵 50g, 오이 20g, 간장 1작은술, 다진 파 1작은술, 참기름 1/2작은술, 설탕 약간, 깨소금 1/8작은술

만드는 방법
❶ 청포묵을 얇고 길게 채 썬다.
❷ 손질한 청포묵을 끓는 물에 살짝 데쳐 물기를 뺀다.
❸ 오이를 곱게 채 썬다.
❹ 간장, 다진 파, 참기름, 설탕, 깨소금을 섞어 양념장을 만든다.
❺ 청포묵과 오이를 보기 좋게 담아 양념장을 끼얹어 낸다.

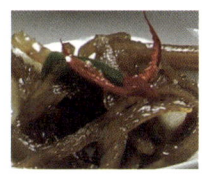

:: 우엉조림

여성호르몬을 효율적으로 조절하여 생리통이나 생리 불순에 뛰어난 효능이 있다. 또한 다량의 올리고당 성분은 체중을 감소시키는 역할을 한다.

재료 우엉 25g, 식초 및 소금 약간, 간장 1/6작은술, 물엿 1/2작은술, 물 3큰술, 식용유 1큰술, 깨소금 약간

만드는 방법
1. 칼등으로 껍질을 벗긴 우엉을 굵게 채 썰어 아린 맛이 가시도록 소금과 식초를 탄 물에 담가둔다.
2. 식용유를 두른 냄비에 손질한 우엉을 넣고 살짝 볶는다.
3. 2번 냄비에 간장, 물엿, 물을 넣고 뚜껑을 덮어 약한 불에서 졸인다.
4. 졸인 우엉을 그릇에 담아 깨소금을 뿌려 낸다.

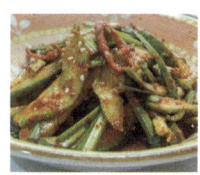

:: 부추오이무침

냉한 몸을 따뜻하게 만들며, 각종 부인병 질환에 효과가 있다. 또 오래된 피를 배출시켜 어혈이 생기는 것을 예방하고 혈액순환을 개선한다.

재료 부추 30g, 오이 40g, 고춧가루 3/4작은술, 다진 파 1/2작은술, 다진 마늘 1/8작은술, 설탕 1/4작은술, 식초 1/4작은술

만드는 방법
1. 소금으로 잘 비벼 씻은 오이를 곱게 채 썬다.
2. 깨끗이 다듬은 부추를 오이와 비슷한 길이로 자른다.
3. 고춧가루, 다진 파, 다진 마늘, 설탕, 식초를 섞어 양념장을 만든다.
4. 오이와 부추에 양념장을 넣어 살살 버무린다.

추천 본초 식품

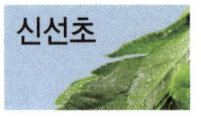
주요 성분인 게르마늄은 혈액을 맑게 하고 세포를 활성화시키는 작용을 한다. 이외에도 비타민 A와 C, B₁₂ 성분이 골고루 들어 있어 대사의 균형을 유지하는 데 도움을 준다.

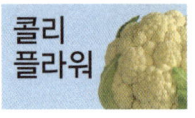
비타민과 칼슘이 풍부하여 혈액을 맑게 유지해준다. 칼로리는 낮지만 미네랄과 비타민 등의 영양이 풍부하며 조금만 먹어도 포만감이 느껴지는 최고의 다이어트 식품 중 하나다.

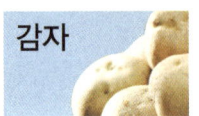
우수한 약알카리성 식품으로 산성화된 어혈형 비만 체질을 개선시켜주는 데 효과적이다. 칼륨, 철분, 마그네슘, 비타민 B군, 비타민 C군 등 각종 영양 성분을 함유하고 있어 '완전식품'이라 불리기도 한다.

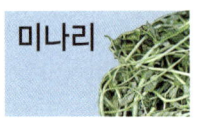
옛 고서『동의보감』에서는 미나리를 "혈액을 보호하고 여성의 대하에 좋은 식품"이라고 했다. 이 밖에도 미나리는 혈압을 내려주고 빈혈을 예방하며 변비에도 효

힘이 있는 것으로 알려져 있다.

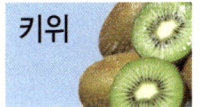
키위 혈액 속의 콜레스테롤 수치를 감소시켜 죽은 피가 뭉치는 것을 막아준다. 펙틴과 식이섬유가 많아 대소변 배출에 큰 도움이 된다.

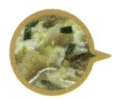 혈액순환 본초수 & 본초녹즙

체내에 어혈이 많이 뭉쳐 있는 사람은 혈액순환 등의 신진대사가 잘 이루어지지 않기 때문에 항상 몸이 냉하다. 따라서 몸을 따뜻하게 만들어주는 혈액순환 본초녹즙 및 본초수를 수시로 달여 마셔 냉증을 가라앉히는 것이 좋다. 몸에 훈기가 돌면 혈액순환이 잘 이루어져 어혈이 생기는 것을 방지할 수 있다.

혈액순환 본초수 | 당귀차

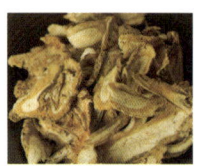 나쁜 피를 없애고 새로운 피를 만드는 작용을 하기 때문에 빈혈, 냉증 치료에 효과적이다. 하체 비만 해소에 큰 도움이 되는 것은 물론 무리한 다이어트로 상한 몸을 회복시키는 데도 좋다.

재료 당귀 20g, 물 250ml

만드는 방법
❶ 당귀를 물에 씻어 물기를 뺀 후 분량의 물을 부어 끓인다.
❷ 물이 끓으면 불을 약하게 줄여 은근히 달인다.

| 혈액순환
  본초녹즙 | **샐러리야채녹즙**

피라진 성분이 혈관에 쌓인 나쁜 콜레스테롤과 어혈을 제거하여 피가 원활하게 흐르도록 돕는다. 또 생리통이나 냉대하 등의 부인과 질환에도 큰 효과가 있다.

재료   샐러리 4, 브로콜리 1, 인진 1, 쑥 1, 삼채 1/2, 케일 1, 모싯잎 1, 보리 어린순 1/2 (숫자는 전체 양 대비 재료의 비율)

만드는 방법
❶ 손질된 각각의 모든 재료를 잘 씻어 물기를 말린다.
❷ 모든 재료를 잘게 자른다.
❸ 믹서에 넣고 간다.

※ 본초 재료에 대한 구입 및 문의 : 올몰(www.ollmoll.com)

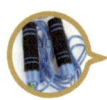 ## 하트 엉덩이를 되돌려주는 거들운동

히프 모양이 여성 건강의 척도가 될 수 있다는 사실을 아는가? 자궁이 건강한 여성의 엉덩이는 대체로 잘록하고 탄력 있는 하트 형태다. 하지만 각종 자궁 질환으로 병원을 자주 찾는 여성들의 엉덩이는 대부분 펑퍼짐하여 늘어진 모양이다.

   2차 성징인 생리가 시작되면서 골반이 조금씩 변형되고, 그에 따라 엉덩이의 하트 모양도 변화하기 시작한다. 웅크린 채 장시간 앉아 있는 자세와 다리를 꼬는 사소한 습관 따위가 골반과 엉덩이의 모양을 망가뜨린다.

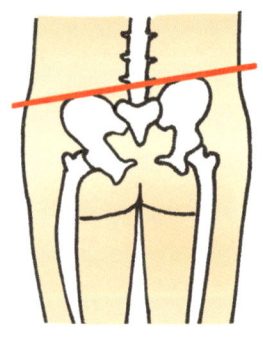

변형된 골반은 엉덩이를 처지고 살찌게 하며 자궁 내 혈액순환을 방해하여 어혈을 발생시킨다.

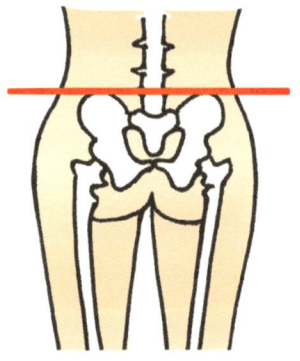

올바른 골반은 엉덩이를 탄력 있는 하트형으로 유지시키며 자궁 내 혈액순환까지 순조롭게 만든다.

골반 모양에 이상이 생기면 자궁의 형태 역시 영향을 받아 혈액순환 장애를 일으킬 위험이 높아진다. 이에 따라 자궁 부근에 어혈이 뭉쳐 여성 질환이 발생하고 복부와 허리에 쉽게 군살이 붙는다.

과거 사각형의 펑퍼짐한 엉덩이는 다산을 하거나 나이가 든 아주머니에게서 자주 보이는 형태였다. 최근에는 장시간을 의자에 앉아서 보내며 킬힐 등의 패션 아이템을 자주 애용하는 젊은 여성들에게서도 탄력 잃은 엉덩이를 쉽게 발견할 수 있다.

2주 차 거들운동

2주 차 거들운동으로 골반의 모양을 바로잡아 엉덩이를 하트형으로 되돌리는 것은 물론 여성 질환과 복부 비만의 위험에서 탈출하자.

1 준비운동 8회 반복

몸을 이완시켜 부상의 위험에서 벗어나게 한다.

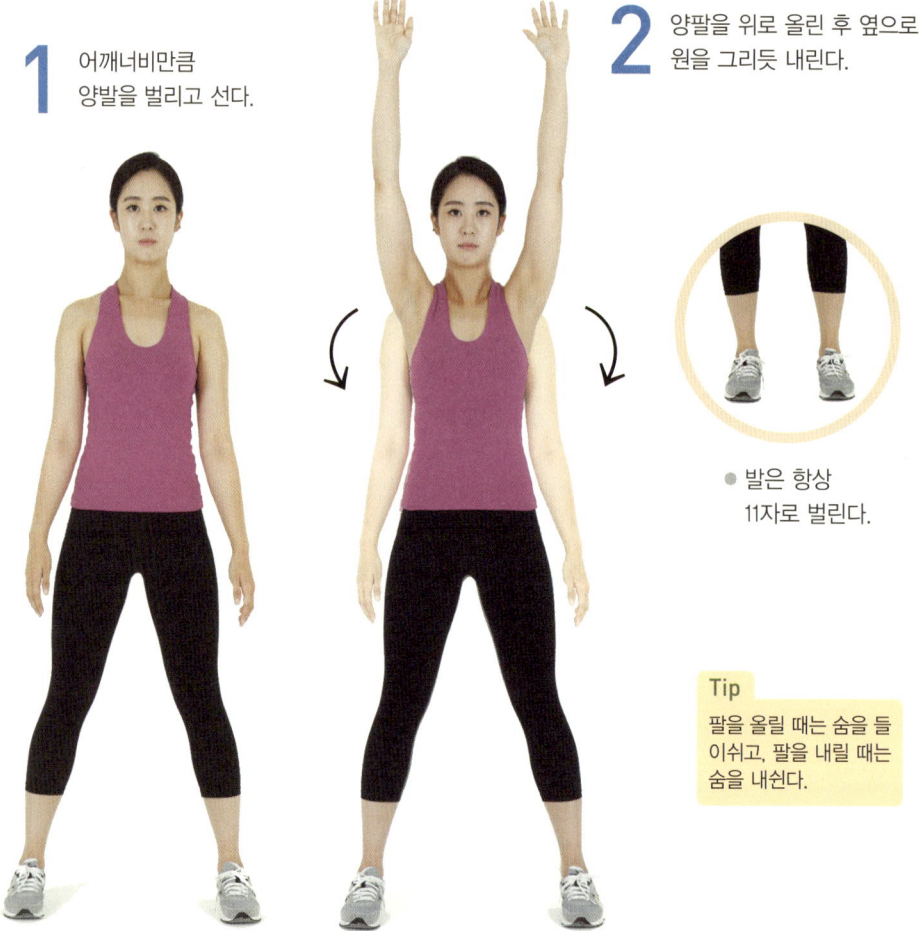

1 어깨너비만큼 양발을 벌리고 선다.

2 양팔을 위로 올린 후 옆으로 원을 그리듯 내린다.

● 발은 항상 11자로 벌린다.

Tip
팔을 올릴 때는 숨을 들이쉬고, 팔을 내릴 때는 숨을 내쉰다.

2 학다리 서기 운동   좌우 8회 반복

곧게 쭉 뻗은 학다리 서기 자세로 대퇴 근육과 엉덩이 근육을 단련한다.

1 양발을 모으고 선다. 두 팔을 날개처럼 양쪽으로 활짝 편다.

2 왼쪽 다리를 들어 무릎을 충분히 올린다. 이때 발끝이 아래로 향하도록 한다. 약 3초간 균형을 잡고 서 있다가, 서서히 다리를 내려 제자리 자세로 돌아온다.

3 두 팔을 날개처럼 양쪽으로 활짝 편다. 오른쪽 다리를 들어 무릎을 충분히 올린다. 이때 발끝이 아래로 향하도록 한다. 약 3초간 균형을 잡고 서 있는다.

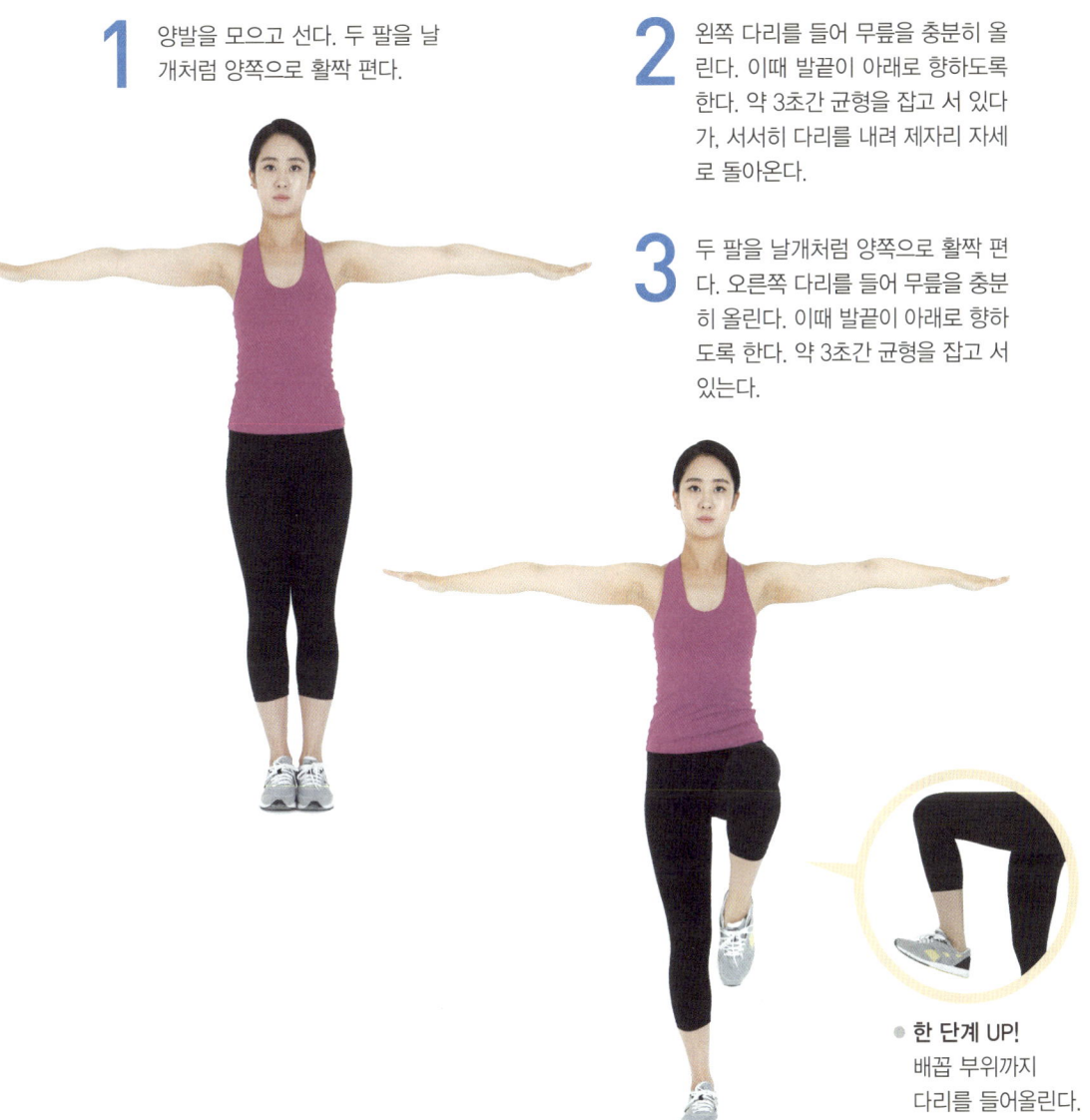

● **한 단계 UP!**
배꼽 부위까지 다리를 들어올린다.

3 해초 광합성 운동   좌우 4회 반복

광합성을 잘 받으려는 해초처럼 활짝 편 몸을 좌우로 움직여 대퇴 근육을 발달시킨다.

1 양발을 넓게 벌리고 선다. 발끝이 바깥쪽을 향하게 한다. 양팔을 옆으로 쭉 편다. 허리를 약간 숙인 후 시선을 앞으로 고정한다.

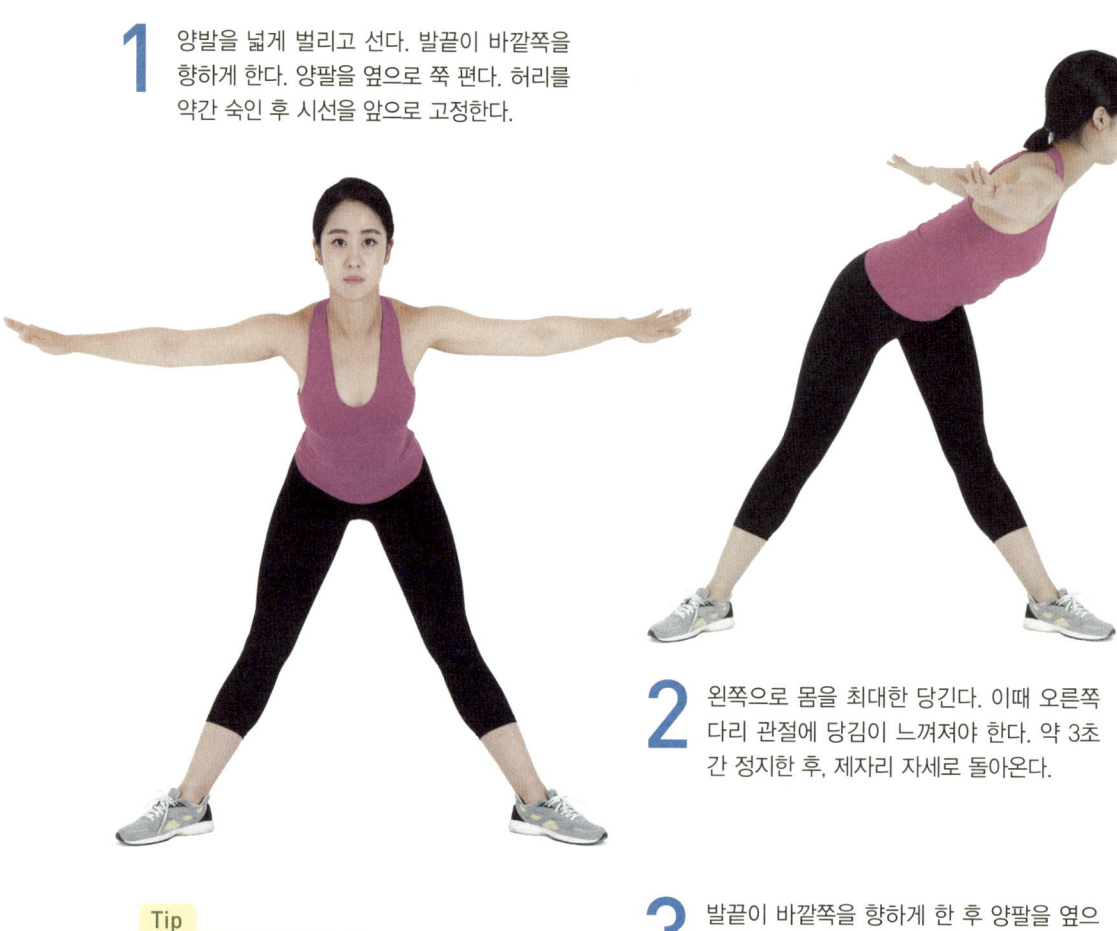

2 왼쪽으로 몸을 최대한 당긴다. 이때 오른쪽 다리 관절에 당김이 느껴져야 한다. 약 3초간 정지한 후, 제자리 자세로 돌아온다.

3 발끝이 바깥쪽을 향하게 한 후 양팔을 옆으로 쭉 편다. 허리를 약간 숙인 후 시선을 앞으로 고정한다. 오른쪽으로 몸을 최대한 당긴다. 이때 왼쪽 다리 관절에 당김이 느껴져야 한다. 약 3초간 정지한 후, 제자리 자세로 돌아온다.

Tip
발바닥이 떨어지지 않게 표면에 잘 고정시킨다.

4 활쏘기 운동 좌우 4회 반복

심신을 단련하는 전통 수양법 활쏘기 동작으로 전신 근육을 키운다.

1 양발을 넓게 벌리고 선다. 왼쪽 다리를 앞으로 뻗으며 무릎을 구부린다. 주먹 쥔 팔을 앞으로 쭉 뻗는다.

2 허리를 왼쪽으로 비틀어 활 쏘는 자세를 취한다. 약 3초간 정지한 후, 제자리 자세로 돌아온다.

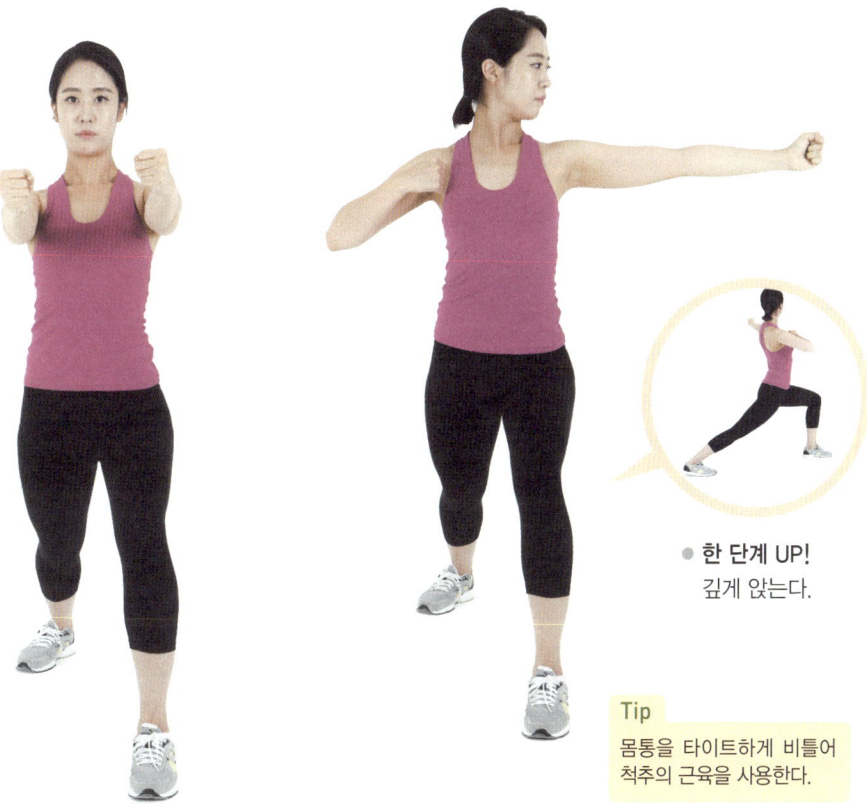

● 한 단계 UP!
깊게 앉는다.

Tip
몸통을 타이트하게 비틀어 척추의 근육을 사용한다.

3 오른쪽 다리를 앞으로 뻗으며 무릎을 구부린다. 주먹 쥔 팔을 앞으로 쭉 뻗는다. 허리를 오른쪽으로 비틀어 활 쏘는 자세를 취한다. 약 3초간 정지한다.

5 마무리 운동 4회 반복

긴장된 근육을 이완시켜 부상의 위험을 막는다.

1 어깨너비만큼 양발을 벌리고 선다.
허리를 숙여 손끝이 바닥에 닿도록 한다.

2 두 팔을 들어 올림과 동시에
허리를 펴고 숨을 들이마시며
서서히 일어난다.

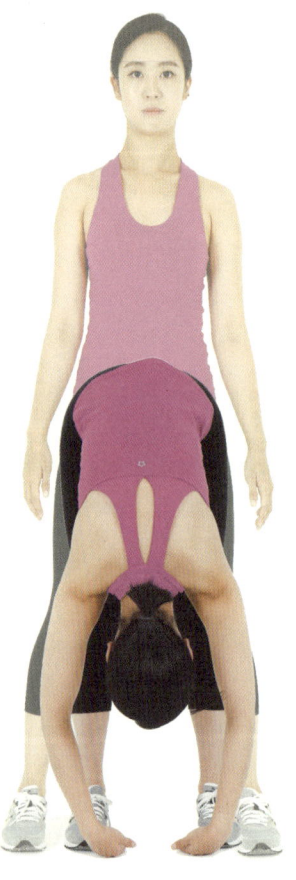

Tip
허리를 숙일 때는 무릎이
구부러져도 상관없다.

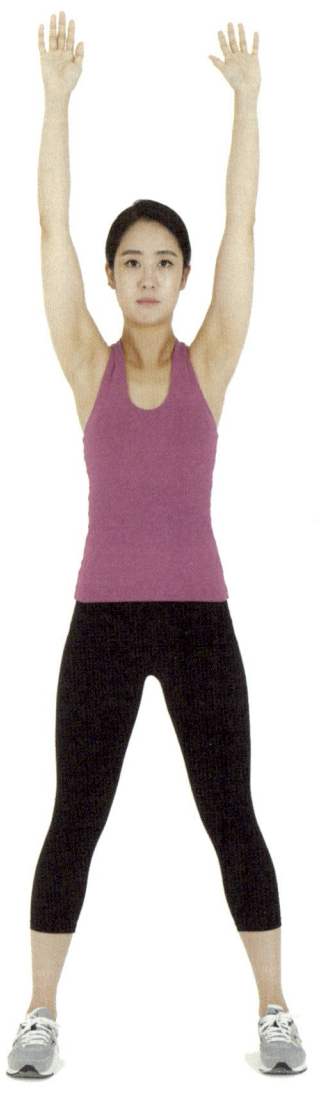

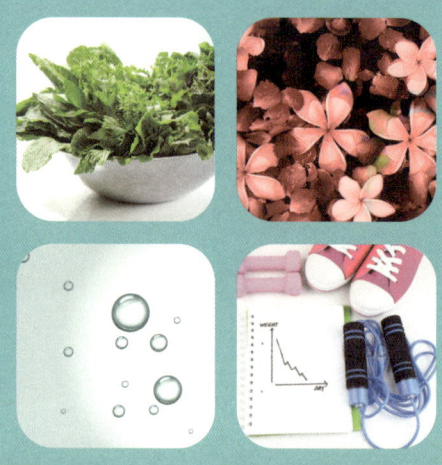

Part 06

본초 해독
다이어트 3주 차
수독(물독) 빼내기

수독이 빠지면 부종이 가라앉는다

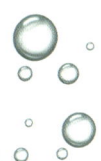

이름	윤예지(가명)
나이	27살
직업	스튜어디스
상태	몸이 자주 퉁퉁 붓는다

"물이 독이 된다고요?"

내 말이 믿기지 않는다는 듯 동그란 눈을 더욱 동그랗게 뜬 그녀가 되물었다.

처음에 윤예지 씨가 우리 병원에 왔을 때 나는 의아한 생각이 들었다. 날씬한 몸매가 돋보이는 예쁜 아가씨였기 때문이다.

"원장님, 제가 상체 쪽이 말라서 날씬해 보이는데요. 사실 심각한 하체 비만이에요. 다들 제가 스커트 입은 모습을 보면 깜짝 놀라곤 해요."

그녀의 얘기를 듣고 다시 한 번 찬찬히 살펴보니 마른 상체와는 반대로 하체가 꽤 튼실해(?) 보였다. 옷으로 잘 커버하면 날씬해 보이지만, 스커트와 같이 다리가 드러나는 옷을 입으면 하체가 뚱뚱한 게 고스란히 드러날 것 같았다.

당시 항공운항과에 재학 중이던 그녀는 혹여 자신의 콤플렉스 때문에 스튜어디스가 되지 못할까 봐 전전긍긍하고 있었다.

우선 나는 윤예지 씨의 체질을 검사했다. 하루 사이 몸무게가 1~2kg이 나 왔다 갔다 하고, 저녁이 되면 온몸이 물에 젖은 솜처럼 처지며 다리는 물론 발까지 퉁퉁 부어 신발이 맞지 않는다고 했다. 그녀는 수분이 체내에서 썩어가는 수독 증상을 겪고 있었다.

"어릴 때부터 아침마다 시리얼을 먹는 게 습관인데요. 항상 속이 더부룩한 느낌이 들었어요."

평소 자주 먹는 음식 중 맛은 있지만 왠지 속이 불편한 식품이 있느냐는 질문에 대한 그녀의 답이다. 수분 대사가 잘 이루어지지 않는 원인은 아직 명확히 밝혀지지 않았지만 가장 설득력 있는 학설 중 하나가 체질과 맞지 않는 음식 섭취로 인한 알레르기가 그 원인이라는 것이다. 나는 그녀에게 당장 아침 식사를 바꿔보라고 권했고, 놀랍게도 큰 진전이 있었다.

이후 윤예지 씨는 수분 대사를 원활하게 하는 전문적인 관리를 받았다. 이러한 수독 증상의 해소로 하체 비만을 눈에 띄게 개선하고 콤플렉스까지 털어낸 그녀는 당당히 승무원 면접에 임해 합격했다.

물로 인한 부기도 살이 될까? 결론부터 말하면 '예스'다. 부종은 정상 수준을 넘는 수분이 세포에 침투한 결과로, 몸이 팽창되는 현상을 말한다. 세포 내에 수분이 다량으로 축척되는 대표적인 원인은 체내 불순물 침투다. 유해 물질이 인체에 들어오면 세포는 손상을 최대로 줄이기 위해 수분을 잔뜩 흡수하여 중화시키려고 노력한다. 짠 음식을 먹은 후 갈증이 나는 이유는 과량의 염분으로부터 보호하기 위해 세포 안으로 물이 유입되는 삼투압 원리가 작용하기 때문이다. 하지만 이런 부종은 일시적이며, 과잉된 수분은 신장을 통해 신속히 소변으로 배출된다.

그런데 적절한 양보다 많은 수분이 지속적으로 몸에 남아 있는 경우가 있다. 이를 '수분 적체' 현상이라고 한다. 체내 잉여 수분이 제대로 빠져나가지 못하는 수분 적체의 가장 큰 원인은 음식 알레르기다.

땅콩이나 옻, 갑각류 등에 알레르기를 일으키는 사람이 관련 음식을 섭취하면 세포는 자신을 보호하기 위해 과량의 수분을 흡수하고 그로 인해 몸이 일시적으로 붓는다. 하지만 수분 적체를 일으키는 음식은 대부분 이처럼 명확한 자각증상을 일으키는 알레르기 식품이 아니다. 사람들은 알레르기를 일으키는 음식은 피하기 때문이다. 미미한 증상으로 잘 인지할 수 없는 알레르기 유발 음식들이 문제다. 별다른 자각증상이 없는 알레르기 식품의 경우 알레르기를 일으키는지 모르니 계속 섭취하게 된다. 세포는 자신을 보호하기 위해 수분을 빨아들이고 이렇게 지속적으로 머물러 있던 체내 수분은 수독이 된다. 이러한 수독은 인체의 소화 기능을 떨어뜨리고 신진대사를 약화시켜 비만을 불러온다. 세포의 팽창으로 인한 부기가 그대로 살이 되는 것이다.

미국의 저명한 자연의학 전문의 엘스Els 박사는 이 사실에 주목했다. 그는 알레르기 반응성이 강하다고 여겨지는 음식의 섭취를 제한하는 식이요법을 실험했다. 결과는 놀라웠다. 1주일 동안 7kg이나 체중이 감소한 참가자도 있었다. 이 실험을 통해 엘스 박사는 체중 감소는 적체된 수분이 배출된 해독의 결과라고 주장했다.

수분 적체를 줄이는 가장 기본적인 방법은 다음과 같다.

첫째, 소금, MSG(소금처럼 나트륨이 주성분이다), 각종 화학 첨가물이 다량 들어 있는 과자류 등의 공인된 알레르기 음식부터 줄인다. 둘째, 먹을 때는 좋지만 먹고 나면 왠지 더운 느낌이 들거나 묽은 변으로 배출되거나 평소보다 물을 더 마시게 하는 음식을 피하자. 셋째, 가끔씩 잠을 설치는 날이 있다면 그날 먹은 메뉴를 검토하고 따져보자. 앞의 사례처럼 매일 아침 먹는 시리얼이 수독이 발생한 원인일 수 있다. 이럴 경우에는 식단을 바꾸는 것만으로도 극적인 체중 감량에 성공할 수 있다.

다이어트의 마지막 단계인 3주 차에는 체내의 쓸데없는 수분을 배출하는 데 집중한다. 다이어트의 시발점이 1주 차에 행한 기초대사량 높이기라면, 마지막 결승선은 수분 대사 이상을 바로잡는 일이다. 따라서 3주 차에는 수독을 빼내는 본초식과 꿀벅지를 만드는 거들운동을 열심히 행하는 것은 물론 기간 내내 수시로 수독 본초녹즙과 본초수를 마시는 일을 게을리하지 말자.

Check List | 수독 지수

다음의 테스트로 현재 내 몸의 수독 지수를 알아보자. 각 항목의 내용을 읽고 그 정도에 따라 '0'(증세가 전혀 느껴지지 않음), '1'(가벼운 증상이 조금 느껴짐), '2'(증세가 자주 심하게 느껴짐)에 체크를 하자. 테스트를 마친 후에는 자신이 체크한 숫자를 더해 결과를 알아본다.

하루에도 1~2kg이 왔다 갔다 하는 등 몸무게의 변화가 심하다.	0	1	2
상체보다는 하체 비만이다.	0	1	2
몸이 물렁물렁한 물살이다.	0	1	2
피부를 누르면 움푹 들어가 잘 나오지 않는다.	0	1	2
전체적으로 피부가 냉하다.	0	1	2
종아리나 허벅지에 있는 청색 혹은 자주색 혈관이 도드라져 보인다.	0	1	2
발바닥이 피로하고 아프다.	0	1	2
물만 마셔도 붓는다.	0	1	2
소변이 잘 안 나온다.	0	1	2
야간 빈뇨증이 있다.	0	1	2
호흡이 쉽게 가쁘고 맥박이 약하다.	0	1	2
허리 또는 무릎이 냉하고 아프다.	0	1	2

수족냉증이 심하다.	0	1	2
발목 안쪽 복사뼈 주위를 누르면 통증이 심하다.	0	1	2
혈압이 평균 이상으로 높다.	0	1	2

||| 당신의 몸 상태는

0~10점 수독 걱정 없어요~

체내 수분 대사가 별 이상 없이 이루어지고 있다. 하지만 방심은 금물! 조금만 잘못된 식습관을 들이면 언제라도 수분 적체가 발생할 수 있기 때문이다. 3주 차에는 수독의 원인과 해독 방법을 꼼꼼히 익혀 물살 걱정 없는 체질을 만들자.

11~20점 수분 적체 위험기

세포 팽창으로 인한 수분 적체가 어느 정도 진행된 상태다. 수분 적체 위험기에 해당되는 사람은 음과 양 중 자신이 어느 체질에 속하는지 알아보고 그에 따른 식단을 철저히 지켜나가도록 한다. 또한 몸을 불편하게 만드는 음식의 체크리스트도 꼭 만들어서 식생활에 주의를 기울이자.

21~30점 내 몸은 물 먹는 하마

물을 먹기만 해도 살이 찌는 고통을 받는 당신. 이미 몸은 수독이 과량으로 쌓여 있는 상태다. 수독 지수가 16점 이상인 사람은 수독 빼내기 과정을 2~3주 정도로 늘리자. 또한 다이어트를 마친 후에도 체질에 따른 음식 조절과 다이어트 요법을 꾸준히 이행하자.

다이어트 3주 차
수독 빼내기 수칙

체내의 쓸데없는 수분을 배출하는 데 집중하는 주기다.

- 칼륨이 풍부하여 부종을 제거하고 이뇨 작용을 촉진하는 율무&팥 본초밥을 먹도록 한다.
- 부기를 빼주는 등 수분 배출을 용이하게 만들어주는 본초 음식을 먹는다.
- 몸을 따뜻하게 덥혀주고 체내의 수분을 배출해주는 성분이 함유된 본초녹즙과 본초수를 수시로 마시도록 한다.
- 다리근육을 집중적으로 키워 허벅지를 탄탄하게 만드는 거들운동을 한다.

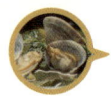 ## 수독을 제거하는 본초식단

수독은 체내에 불필요한 수분이 과다하게 축척된 현상을 일컫는다. 따라서 수독 해독의 기본은 수분 배출을 용이하게 만들어주는 본초 음식을 먹는 것이다. 이때 자신의 체질과 알레르기 반응을 일으키는 음식들이 어떤 것인지를 알아두고 가려 먹어야 부종이 심해지는 것을 막을 수 있다. 체질 테스트를 통해 자신에게 맞는 음식과 아닌 것을 확인해보도록 하자.

체질별 알레르기 식품 알아보기

사람의 체질은 크게 양 체질과 음 체질로 나눌 수 있다. 양 체질은 체내에 열이 많은 사람이며, 음 체질은 체내가 습한 사람이다. 따라서 양 체질인 사람이 열이 많은 음식을 먹으면 체내의 온도가 올라가 피부가 건조해지거나 변비에 걸릴 확률이 더욱 높아진다. 마찬가지로 음 체질인 사람이 습기가 많은 음식을 먹으면 몸이 더욱 냉해져 하체 비만, 수족냉증 등의 질환을 앓게 된다.

양(열)과 음(습기)의 조절은 우리 몸의 균형을 유지하는 첫 번째 기본 원리기 때문에 모든 병증 치료에서도 기본이 된다. 다이어트 역시 예외는 아

니므로 자신의 체질을 잘 따져 올바르게 식품을 섭취하자. 양 체질이면 열을 내리는 음의 식품을 먹고, 음 체질이면 몸의 습기를 없애주는 양의 음식을 먹어서 음양의 균형을 맞춰주어야 건강을 유지할 수 있다.

Check List | 알레르기 체질 테스트

해당되는 증세에 표시를 한다. 증상이 많은 쪽이 본인의 체질이다.

| 양 체질 |

물을 많이 마신다.	☐
찬 음식을 좋아한다.	☐
머리가 크고 어깨가 넓은, 상체가 하체보다 큰 체형이다.	☐
체구에 비해 상대적으로 목은 굵고, 발목과 종아리는 가는 편이다.	☐
더위를 많이 타서 여름에 힘들어한다.	☐
에너지 소모가 많아 쉽게 배고파지고 소화도 잘된다.	☐
갈증이 나서 냉수를 자주 마신다.	☐
체온이 높고 땀이 많이 나는 등 생리 활동이 왕성하다.	☐

소변 횟수와 양이 많다. ☐

배변에 문제가 있을 때 설사보다는 주로 변비가 생긴다. ☐

땀이 얼굴, 뒷목, 귀밑 쪽으로 많이 난다. ☐

보통 사람에 비해 신맛 음식을 편하게 먹을 수 있다. ☐

상대적으로 매운 음식에 약한 편이다. ☐

감기에 걸리면 콧물이 흐르기보다는 코가 막히고
편도선이 붓고 고열이 나는 등 진행이 빠르다. ☐

산발성 탈모와 함께 비듬, 두통 등이 자주 나타난다. ☐

| 음 체질 |

갈증을 느끼는 경우가 별로 없어서 물을 적게 마신다. ☐

따뜻한 음식을 좋아한다. ☐

상체에 비해 하체가 발달한 체형이다. ☐

체구에 비해 상대적으로 목은 가늘고, 발목과 종아리는 굵은 편이다. ☐

추위에 약하고 더위에 강하다. ☐

손발이 차고 자주 저리다. ☐

아랫배가 냉하며, 뱃속이 자주 꾸르륵 거린다. ☐

혈압이 낮고 맥이 약하다. ☐

한기를 등, 목, 어깨 부분에서 먼저 느끼는 경우가 많다.	☐
피곤하거나 컨디션이 안 좋으면 발목 등의 하체가 잘 붓는다.	☐
배변 문제 시 변비보다는 주로 설사를 하며, 정상 변을 매일 수회씩 배변하는 경우도 있다.	☐
매운 음식을 잘 먹는 편이다.	☐
신맛 음식에는 상대적으로 약한 편이다.	☐
감기에 걸리면 콧물이 줄줄 흐르고, 증상이 진행되는 속도가 느리다.	☐
탈모가 드물다.	☐

체질별 제한 식품

양 체질인 사람은 양의 음식을, 음 체질인 사람은 음의 음식을 피해야 알레르기 반응으로 인한 수분 적체 현상을 최소화할 수 있다.

❶ 음 음식

알코올, 초콜릿, 콜라, 커피, 땅콩, 올리브유, 꿀, 설탕, 샴페인, 견과류, 복숭아, 자두, 배, 레몬, 오렌지, 자몽, 포도, 망고, 파인애플, 버터, 우유, 치즈, 요구르트, 애호박, 상추, 고추, 강낭콩, 버섯, 감자, 고구마, 토마토, 가지, 보리, 옥수수, 홍합, 게, 소고기, 돼지고기.

❷ 양 음식

  냉이, 순무, 당근, 민들레 뿌리, 우엉, 양파, 파슬리, 파, 된장, 소금, 인삼, 매실, 계피, 치커리, 메밀, 올리브, 수박, 사과, 밤, 청어, 연어, 새우, 달걀, 오리고기.

나만의 알레르기 음식표

알레르기 반응을 보이는 식품 목록을 작성해본다. 별다른 자각증상은 없지만 갈증, 불면, 배변 이상, 속 쓰림, 더부룩함, 부기 등 몸의 컨디션을 떨어뜨리는 음식도 포함시킨다. 3주 차에는 여기에 해당하는 음식을 제한하는 것은 물론 앞으로도 되도록 피하도록 한다.

알레르기 음식	증세
수박	왠지 복부에 가스가 차며 속이 쓰리다.
우유	복통을 느끼거나 설사를 한다.
땅콩	온몸이 가렵고, 몇몇 부위에 좁쌀 같은 두드러기가 올라온다.

체질 테스트를 통해 자신의 체질을 알았다면 3주 차 기본 식단에 따라 음식을 섭취하도록 하자.

3주 차 기본 식단(1일 예상 칼로리 1200~1300kcal)

	아침	점심	저녁
월	토마토샐러드 1그릇, 두유 1컵	율무&팥 본초밥, 체질별 본초찬, 김치, 나물류	팥죽 1그릇
화	감자샐러드 1그릇, 두유 1컵	율무&팥 본초밥, 체질별 본초찬, 김치, 나물류	찐 단호박 100g
수	토마토샐러드 1그릇, 두유 1컵	율무&팥 본초밥, 체질별 본초찬, 김치, 나물류	팥죽 1그릇
목	감자샐러드 1그릇, 두유 1컵	율무&팥 본초밥, 체질별 본초찬, 김치, 나물류	찐 단호박 100g
금	토마토샐러드 1그릇, 두유 1컵	율무&팥 본초밥, 체질별 본초찬, 김치, 나물류	팥죽 1그릇
토	감자샐러드 1그릇, 두유 1컵	율무&팥 본초밥, 체질별 본초찬, 김치, 나물류	찐 단호박 100g
일	토마토샐러드 1그릇, 두유 1컵	율무&팥 본초밥, 체질별 본초찬, 김치, 나물류	팥죽 1그릇

※ 본초 재료에 대한 구입 및 문의 : 올몰(www.ollmoll.com)

아침

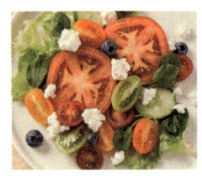

:: 토마토샐러드

토마토는 신진대사를 원활하게 해주는 효능이 있어서 신장을 건강하게 만들며, 하체의 부종을 빼주는 데도 효과적이다. 또한 비타민 K가 칼슘의 배출을 막아 골다공증을 예방해준다.

재료 토마토 50g, 블루베리 20g, 사과 혹은 배 1/3쪽(음 체질은 사과, 양 체질은 배를 섭취), 가루 치즈 약간(체질에 따라 생략 가능), 발사믹드레싱 1큰술

만드는 방법
❶ 토마토를 다듬고 씻어 먹기 좋은 크기로 자른다.
❷ 블루베리도 깨끗이 씻어 물기를 뺀다.
❸ 사과나 배의 껍질을 벗겨 먹기 좋게 채 썬다.
❹ 그릇에 시금치, 블루베리, 사과 혹은 배를 담고 가루 치즈와 발사믹드레싱을 뿌려 낸다.

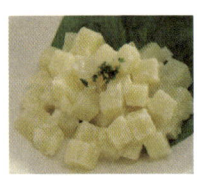

:: 감자샐러드

감자에 풍부하게 함유된 칼륨이 체내 나트륨 배출을 도와 부기를 빼준다. 또한 식이섬유가 많고 장내 유산균을 증식시켜 변비 해소를 돕는다.

재료   감자 1개, 달걀 1개, 당근 1/5개, 오이 1/5개, 마요네즈 1큰술, 연유 1작은술, 소금 약간, 후추 약간

만드는 방법
❶ 껍질을 벗긴 감자를 삶아 으깬다.
❷ 달걀을 완숙으로 삶아 으깬다.
❸ 당근과 오이를 잘게 다진다.
❹ 볼에 으깬 감자와 달걀, 다진 당근과 오이를 담은 후 마요네즈와 연유를 넣고 버무린다.
❺ 소금과 후추로 간을 맞춘 다음 접시에 담아 낸다.

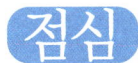

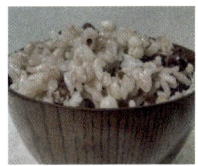

:: **율무&팥 본초밥**

율무&팥 본초밥에 풍부하게 함유된 칼륨이 부종을 제거하고 이뇨 작용을 촉진한다. 또한 지방의 용해를 도와 다이어트에 큰 도움을 주고 피부를 윤택하게 만들어준다.

재료   백미 5, 율무 3, 팥 2 (숫자는 전체 양 대비 재료의 비율)

만드는 방법
❶ 율무와 팥을 깨끗이 씻어 물에 2~3시간 불린다.
❷ 충분히 불은 율무와 팥에 백미를 섞어 밥을 짓는다(잡곡밥의 특성상 압력솥에 밥을 해야 부드럽게 먹을 수 있다).

양 체질 본초찬

※ 레시피의 분량은 모두 1인 기준

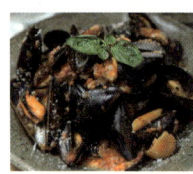

:: 홍합볶음

미네랄과 요오드 등이 다량으로 들어 있어 피부를 윤기 있게 만들어준다.

재료 홍합 100g, 고춧가루 2큰술, 다진 파 2큰술, 다진 청양고추 2작은술, 다진 홍고추 1작은술, 다진 마늘 2작은술, 청주 1큰술, 식용유 1큰술, 감자 전분 2작은술, 소금 약간, 후춧가루 약간

만드는 방법
1. 홍합을 씻어 이물질을 깨끗이 제거한다.
2. 프라이팬에 식용유를 두르고 고춧가루, 다진 파, 다진 청양고추, 다진 홍고추, 다진 마늘을 넣고 살짝 볶는다.
3. 양념이 담긴 프라이팬에 홍합을 넣고 볶다가 청주를 넣고 센 불에 마저 볶는다.
4. 홍합에 양념이 고르게 묻으면 소금과 후춧가루를 넣어 간을 한 뒤, 감자 전분을 넣어 농도를 맞춘다.

:: 땅콩조림

혈중 콜레스테롤을 제거하여 혈관 질환을 예방해준다.

재료 생땅콩 20g, 물 80ml, 간장 2큰술, 물엿 2g, 설탕 1작은술, 다진 마늘 1작은술, 다진 파 1작은술

만드는 방법
① 손질한 땅콩을 잘 씻는다.
② 냄비에 분량의 물과 땅콩을 넣고 삶는다.
③ 땅콩이 익으면 간장, 물엿, 설탕, 다진 마늘, 다진 파를 넣고 조린다.
④ 땅콩에 양념이 잘 배면 불을 끈다.

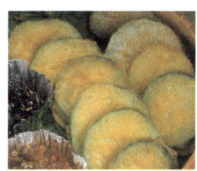

:: **애호박전**

펙틴이 풍부하게 함유되어 있어 노폐물 배출과 다이어트에 도움이 된다.

재료 애호박 80g, 밀가루 2큰술, 달걀 1개, 식용유 2큰술, 다진 마늘 1작은술, 소금 1작은술
만드는 방법
① 손질한 애호박을 0.7cm 정도의 두께로 자른다.
② 애호박에 밀가루를 고르게 묻힌다.
③ 달걀에 다진 마늘과 소금을 넣고 잘 섞어 달걀 물을 만든다.
④ 식용유를 두른 프라이팬에 달걀 물을 묻힌 호박을 잘 굽는다.

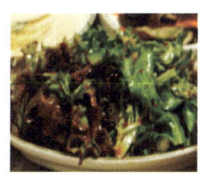

:: **상추겉절이**

카로이드 성분이 신경을 이완시켜 숙면에 도움을 준다.

재료 상추 100g, 간장 1과 1/2큰술, 고춧가루 4g, 설탕 2큰술, 다진 마늘 1큰술, 다진 파 1큰술, 참기름 약간, 통깨 약간
만드는 방법
① 손질한 상추를 깨끗이 씻어 물기를 뺀다.
② 상추를 먹기 좋은 크기로 자른다.

❸ 볼에 상추와 간장, 고춧가루, 설탕, 다진 마늘, 다진 파, 참기름을 넣고 살짝 무친다(먹기 바로 직전 무쳐주는 것이 좋다).
❹ 양념된 상추를 그릇에 담고 통깨를 뿌려준다.

음 체질 본초찬

※ 레시피의 분량은 모두 1인 기준

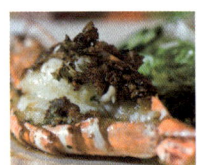

:: 갈릭새우구이

다량으로 들어 있는 칼륨이 이뇨 작용을 촉진해 독소와 노폐물을 제거해준다.

재료 새우 5~6마리, 다진 마늘 2큰술, 올리브유 1큰술, 파슬리 약간, 소금 약간

만드는 방법
❶ 손질한 새우를 깨끗이 씻는다.
❷ 새우의 등 껍데기를 벗긴다(머리와 꼬리 부분의 껍데기는 그대로 둔다).
❸ 칼로 새우의 등을 살짝 갈라준다.
❹ 호일을 깐 팬에 새우를 담아 소금을 살짝 뿌린다.
❺ 다진 마늘과 올리브유를 잘 섞어 뭉친다.
❻ 올리브유와 마늘을 뭉친 덩어리를 조금씩 떼어내 새우의 갈라진 등에 얹고 파슬리를 뿌린다.
❼ 200도로 예열된 오븐에서 20여 분간 굽는다.

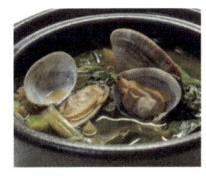

:: 바지락된장국

필수아미노산이 풍부하고 타우린이 담즙의 배설을 촉진해 간장의 해독 작용을 돕는다.

재료 호박 20g, 감자 50g, 바지락 30g, 된장 2작은술, 고추장 1/8작은술, 대파 3g, 다진 마늘 1/2작은술, 물 1과 1/2컵

만드는 방법

① 바지락을 소금물에 담가 해감을 뺀다.
② 냄비에 물과 해감된 바지락을 넣어 끓인다.
③ 호박과 감자를 한입 크기로 썬다.
④ 바지락이 끓고 있는 냄비에 된장과 고추장을 풀고 감자를 넣는다.
⑤ 감자가 어느 정도 익으면 호박과 다진 마늘을 넣고 한소끔 끓인다.
⑥ 다 끓으면 대파를 넣고 불을 끈다.

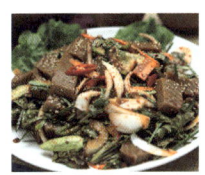

:: 메밀묵무침

루틴 성분이 복부에 쌓인 지방을 태워준다.

재료 메밀묵 100g, 양파 1/3개, 상추 2~3장, 간장 1큰술, 고춧가루 1큰술, 다진 마늘 2작은술, 설탕 2작은술, 참기름 1큰술, 통깨 약간, 김 가루 약간

만드는 방법

① 메밀묵을 먹기 좋은 크기로 넓적하게 썬다.
② 양파는 칼로 채 썰고, 상추는 손으로 먹기 좋게 뜯어낸다.
③ 그릇에 간장, 고춧가루, 다진 마늘, 설탕, 참기름, 통깨를 넣어 양념장을 만든다.
④ 볼에 메밀묵과 양파, 상추를 넣고 양념장을 뿌려 살살 버무린다.

❺ 양념이 고루 묻은 메밀묵을 그릇에 담고 김 가루를 뿌린다.

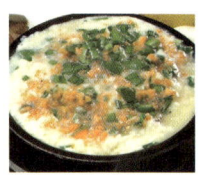

:: 야채달걀찜

레시틴 성분이 혈관 벽에 쌓인 중성지방을 녹이고 나쁜 콜레스테롤이 축적되는 것을 막아준다.

재료 달걀 50g, 당근 10g, 양파 10g, 실파 2g, 소금 1/2작은술, 물 1/2컵

만드는 방법
❶ 볼에 푼 달걀에 물 1/2컵을 붓고 고루 섞어 체에 내린 다음 소금으로 간을 한다.
❷ 당근과 양파는 곱게 다지고 실파는 채 썬다.
❸ 달걀 물과 손질한 당근, 양파, 실파를 섞어 그릇에 담는다.
❹ 김이 오른 찜통에 야채 달걀 물이 든 그릇을 넣고 10분 정도 찐다(전자레인지를 이용해도 된다).

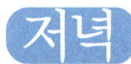

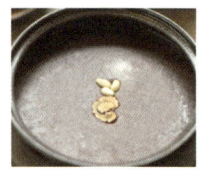

:: 팥죽

팥은 체내의 불필요한 수분을 배출해주는 효능이 있다. 또한 예로부터 살을 빼주는 본초 식품으로 각광받아왔다.

재료 적두 70g, 쌀 10g, 물 6컵, 소금 약간

만드는 방법
❶ 씻은 쌀을 물에 2시간 이상 충분히 불린 뒤 물기를 뺀다.
❷ 냄비에 팥과 물을 넣고 한 번 부르르 끓어오르면 불을 끄고 물을 버린다.
❸ 2번의 냄비에 5컵 정도의 물을 넣고 팥이 무를 때까지 삶는다.
❹ 온기가 남아 있는 삶은 팥을 주걱으로 으깨면서 물을 조금씩 부어 고운 체로 앙금만 걸러낸다.
❺ 4번의 팥앙금, 그리고 물과 쌀을 냄비에 넣고 끓인다.
❻ 쌀이 푹 퍼지면 팥앙금을 마저 넣고 끓이다가 소금으로 간을 한다.

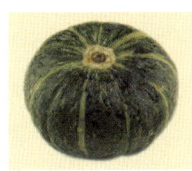

:: **단호박**

이뇨 작용에 탁월한 효과가 있는 단호박을 쪄서 먹도록 한다.

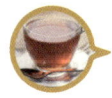 # 수독 배출 본초수 & 본초녹즙

몸 밖으로 배출되지 못한 수분이 독으로 작용하여 부종과 냉증을 유발하고 비만까지 일으킨다. 따라서 몸을 따뜻하게 덥혀주고 체내의 수분을 배출해 주는 본초녹즙과 본초수를 거르지 말고 마시자.

수독 배출 본초수 | 옥수수수염수

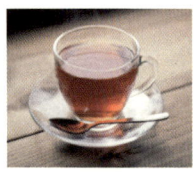

쓸데없는 수분을 배출시키는 데 효험이 뛰어나다. 그 밖에 각종 체내 노폐물을 제거해 피부 미용에 도움을 주며, 당뇨병 치료제로도 널리 쓰인다.

재료 옥수수수염 10g, 물 500ml

만드는 방법
① 냄비에 분량의 물과 옥수수수염을 넣고 센 불에서 끓인다.
② 물이 끓기 시작하면 불을 약하게 줄여 계속 끓인다.
③ 체로 건더기를 걸러내고 옥수수수염이 잘 우러난 국물만 냉장 보관한다.
※ **주의사항** : 처음부터 과량 섭취하기보다는 하루하루 양을 조금씩 늘려나가는 것이 좋다.

수독 배출
본 초 녹 즙 | ## 호박야채녹즙

이뇨 작용을 담당하는 기관인 신장을 안정화한다. 불필요한 나트륨을 배출시키며, 풍부한 섬유질 성분이 체내의 각종 찌꺼기를 제거해준다.

재료   호박 5, 검은콩 1, 신선초 1/2, 케일 1, 모싯잎 1, 보리 어린순 1/2 (숫자는 전체 양 대비 재료의 비율)

만드는 방법
❶ 손질된 각각의 모든 재료를 잘 씻어 물기를 말린다.
❷ 모든 재료를 잘게 자른다.
❸ 믹서에 넣고 간다.

※ 본초 재료에 대한 구입 및 문의 : 올몰(www.ollmoll.com)

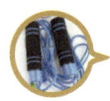 **허벅지를 튼튼하게 만드는 거들운동**

할리우드의 늘씬한 스타들에게는 한 가지 공통점이 있다. 손가락으로 누르면 손가락이 튕겨져 나올 것처럼 보이는 탄탄한 허벅지를 갖고 있다는 점이다.

아직까지 우리나라 여성들은 근육질의 허벅지보다는 장작처럼 가느다란 허벅지를 동경하고 있다. 그러나 허벅지가 부실할수록 살이 잘 찐다. 소위 꿀벅지라 불리는 허벅지가 비만을 방지해준다는 사실을 알아야 한다. 따

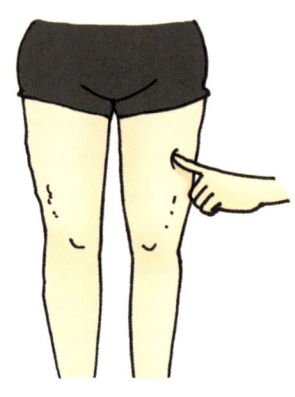
빈약한 허벅지는 우리 몸의 잉여 칼로리를 태우는 소각장 역할을 잘 이행할 수 없다.

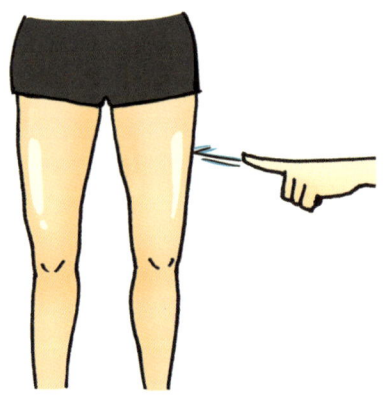
탄탄한 허벅지는 우리 몸의 지방을 활발히 분해하고, 부종을 방지한다.

라서 늘씬한 모습을 꿈꾸는 여성이라면 허벅지에 대한 지금까지의 잘못된 편견을 바로잡아 꿀벅지 만들기에 집중해야 한다.

우리 몸에서 허벅지는 잉여 칼로리를 없애는 소각장 역할을 한다. 즉 허벅지에 근육이 많을수록 지방 분해가 더 활성화되는 것이다. 그리고 허벅지는 제2의 심장이라고도 불리는데, 그 이유는 허벅지 근육이 모세혈관을 쥐어짜 혈액을 심장으로 밀어올리는 밀킹액션milking action 작용을 하기 때문이다. 허벅지 근육의 밀킹액션 작용은 하체 부종을 방지하는 데 큰 효험이 있다. 더불어 혈액순환 장애가 원인인 심장병, 동맥경화, 뇌졸중의 위험을 현격히 낮춘다.

꿀벅지가 되는 순간, 물만 먹어도 살찌는 체질에서 많이 먹어도 살이 덜 찌는 체질로 변화하니 한껏 기대해도 좋다.

3주 차 거들운동

3주 차에는 다리근육을 집중적으로 키워 허벅지를 탄탄하게 만드는 거들운동을 한다.

1 `준비운동` `8회 반복`

몸을 이완시켜 부상의 위험에서 벗어나게 한다.

1 어깨너비만큼 양발을 벌리고 선다.

2 양팔을 위로 올린 후 옆으로 원을 그리듯 내린다.

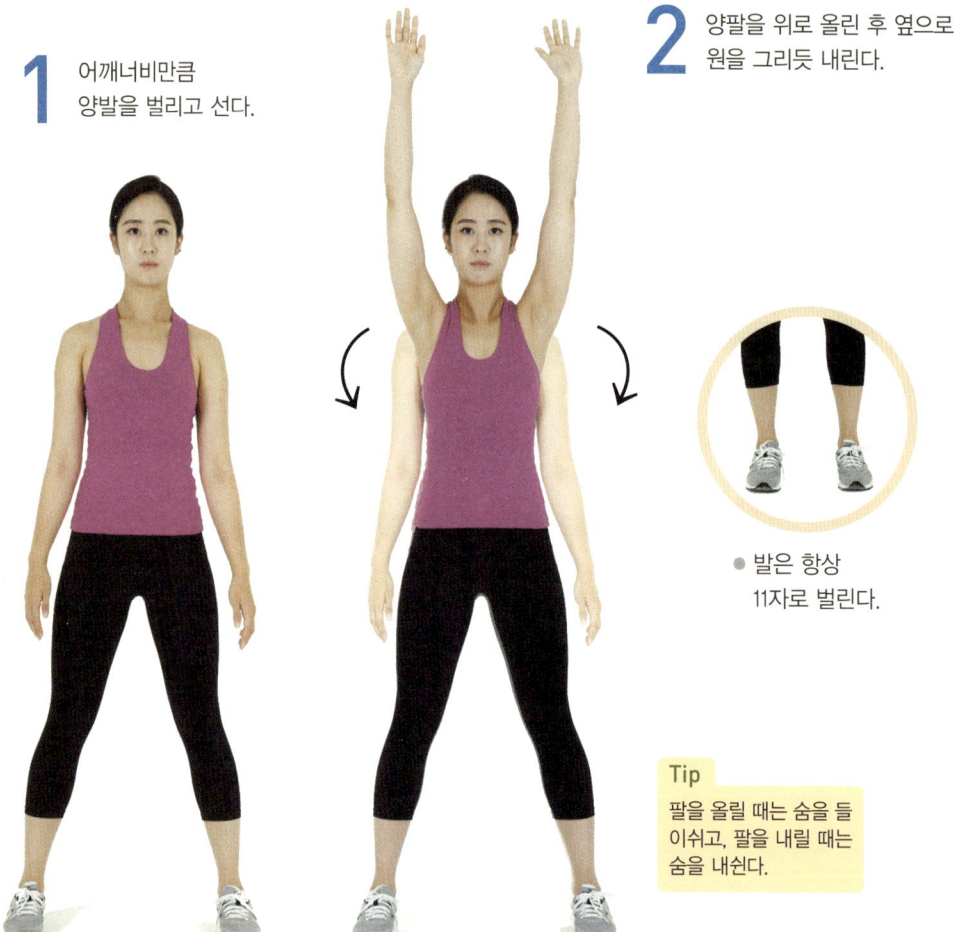

● 발은 항상 11자로 벌린다.

Tip
팔을 올릴 때는 숨을 들이쉬고, 팔을 내릴 때는 숨을 내쉰다.

2 장풍 날리기 운동 4회 반복

옛 무림 고수처럼 몸 안의 기를 내뿜는 장풍 쏘기 동작으로 팔근육과 다리근육을 강화한다.

1 어깨너비의 두 배 넓이로 발을 벌리고 선다. 무릎을 굽히고 엉덩이를 뒤로 빼는 기마 자세를 취한다.

2 가슴 위로 양손을 모아 장풍을 날리듯 팔을 쭉 뻗는다. 약 3초간 정지한다.

3 가슴 쪽으로 다시 팔을 끌어당긴다.

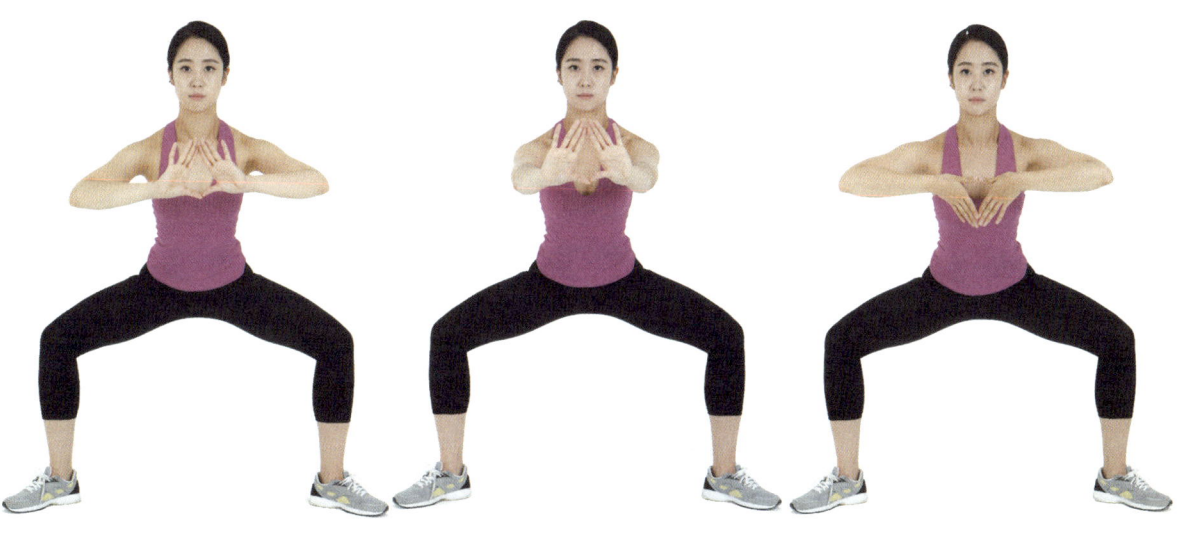

Tip
손바닥이나 손에 힘이 들어가지 않도록 주의한다.

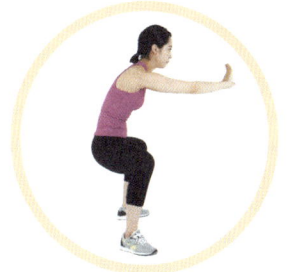
● 허리가 구부정한 모습.(X)

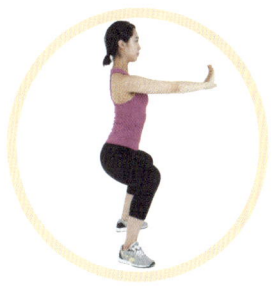
● 한 단계 UP!
상체 세우기.

3 로켓 발사 운동 8회 반복

우주로 힘차게 발사되는 로켓과 같은 동작으로 종아리와 팔근육을 키운다.

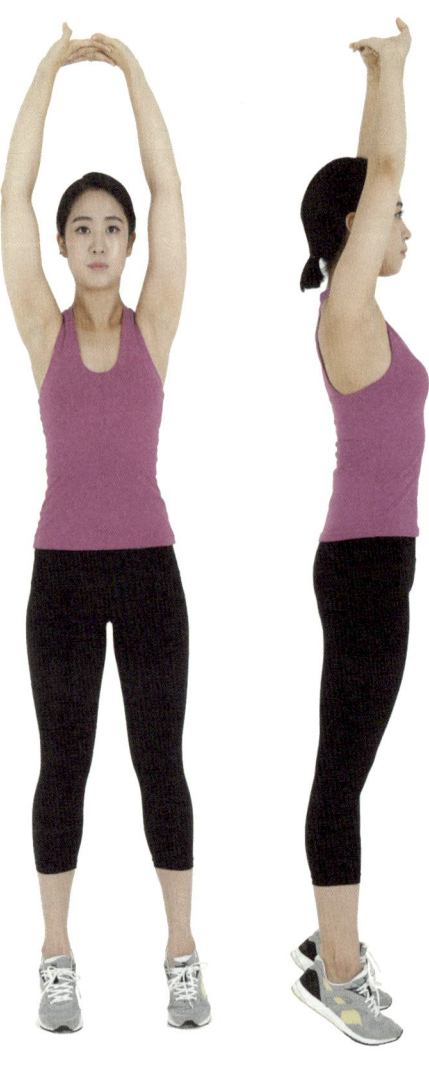

1 어깨너비만큼 발을 벌리고 선다. 깍지를 낀다. 머리 위로 깍지 낀 팔을 올림과 동시에 두 발꿈치를 들어올린다.

Tip
몸이 계속 뻗어나간다는 느낌으로 발꿈치를 들어올린다.

2 약 3초간 정지해 있다가 제자리 자세로 돌아온다.

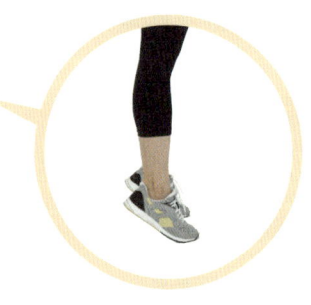

● **한 단계 UP!**
두 발꿈치를 최대한 들어올린다.

4 슈팅 스타 운동 좌우 4회 반복

힘차게 골을 차는 슈터와 같은 동작으로 다리근육을 강화하고 균형 감각을 키운다.

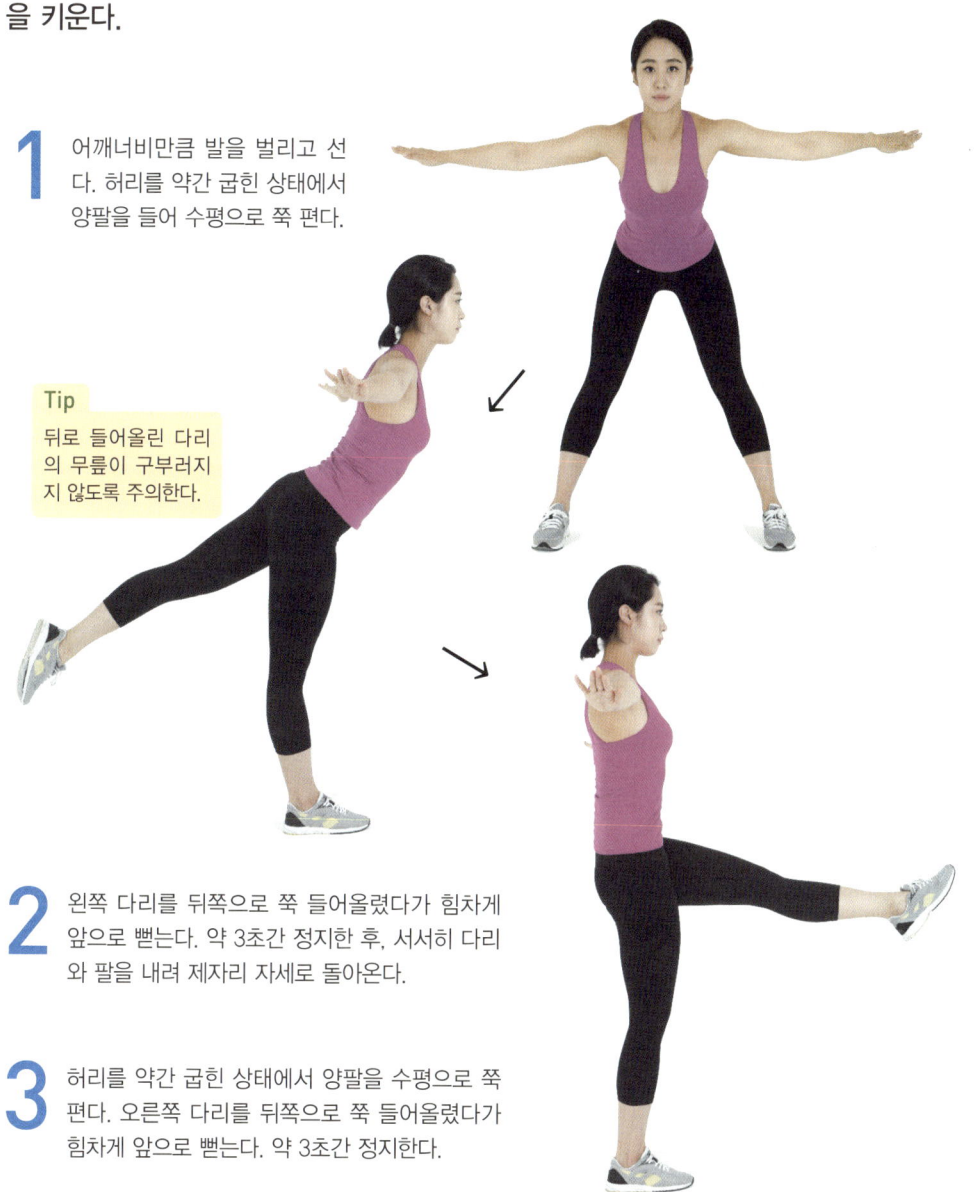

1 어깨너비만큼 발을 벌리고 선다. 허리를 약간 굽힌 상태에서 양팔을 들어 수평으로 쭉 편다.

Tip 뒤로 들어올린 다리의 무릎이 구부러지지 않도록 주의한다.

2 왼쪽 다리를 뒤쪽으로 쭉 들어올렸다가 힘차게 앞으로 뻗는다. 약 3초간 정지한 후, 서서히 다리와 팔을 내려 제자리 자세로 돌아온다.

3 허리를 약간 굽힌 상태에서 양팔을 수평으로 쭉 편다. 오른쪽 다리를 뒤쪽으로 쭉 들어올렸다가 힘차게 앞으로 뻗는다. 약 3초간 정지한다.

5 빗금 운동   좌우 4회 반복

몸을 빗금처럼 만들어서 대퇴 근육을 강화하고 균형 감각을 기른다.

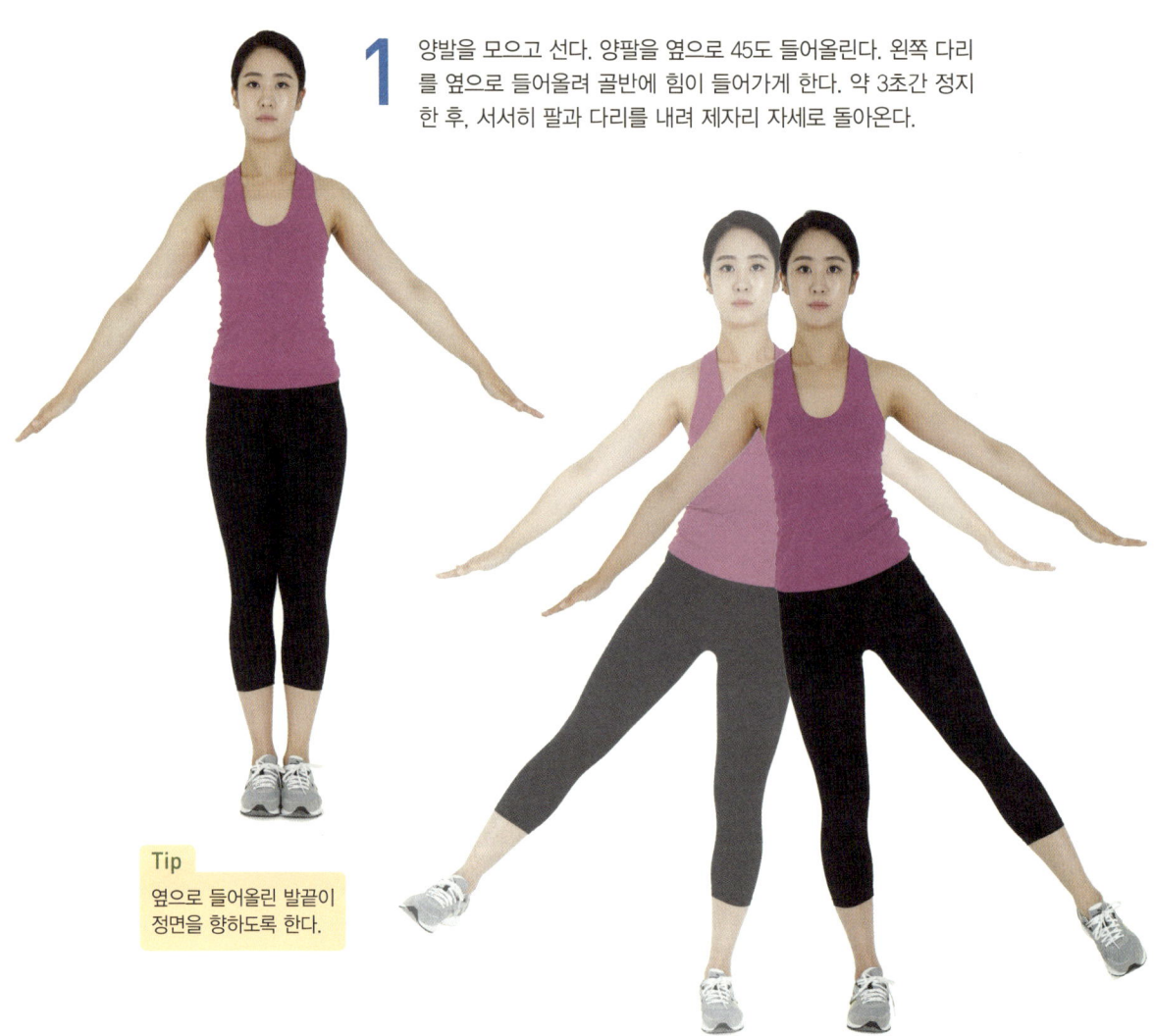

1 양발을 모으고 선다. 양팔을 옆으로 45도 들어올린다. 왼쪽 다리를 옆으로 들어올려 골반에 힘이 들어가게 한다. 약 3초간 정지한 후, 서서히 팔과 다리를 내려 제자리 자세로 돌아온다.

Tip
옆으로 들어올린 발끝이 정면을 향하도록 한다.

2 양팔을 옆으로 45도 들어올린다. 오른쪽 다리를 옆으로 들어올려 골반에 힘이 들어가게 한다. 약 3초간 정지한다.

6 마무리 운동   4회 반복

긴장된 근육을 이완하여 부상의 위험을 막는다.

1 어깨너비만큼 양발을 벌리고 선다.
허리를 숙여 손끝이 바닥에 닿도록 한다.

2 두 팔을 들어 올림과 동시에 허리를 펴고 숨을 들이마시며 서서히 일어난다.

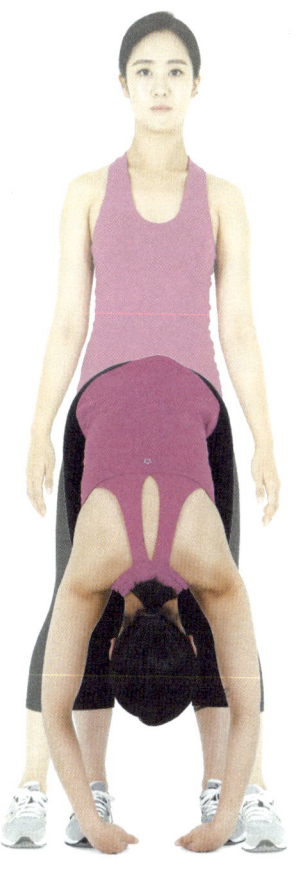

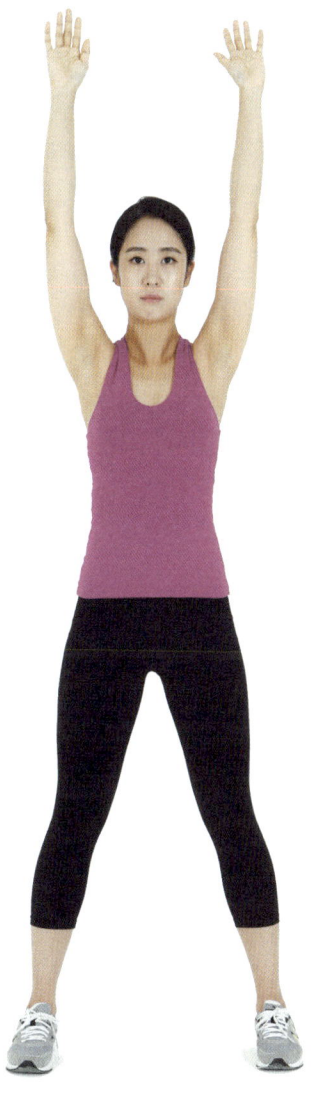

Tip
허리를 숙일 때는 무릎이 구부려져도 상관없다.

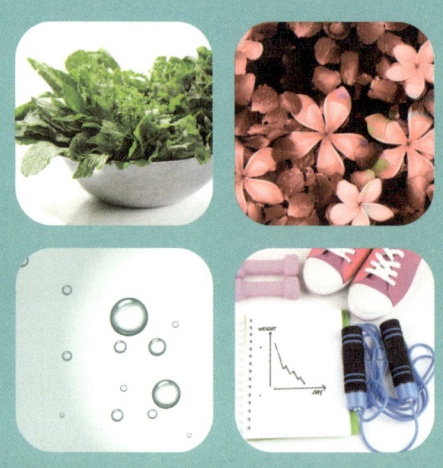

Part 07

본초 해독으로
맑아진 몸
유지하기

3주 후의 변화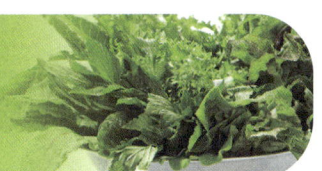

▬▬▬▬ 해독 다이어트의 각 단계별 식단과 생활요법 등을 잘 이행했다면 5~6kg(물론 체질에 따라 체중 감량 효과는 다르다. 비만도가 높은 사람일수록 극적인 체중 감량 효과를 보았을 것이다) 정도의 체중 감량에 성공했을 것이다.

하지만 살이 많이 빠지지 않은 사람도 있을 것이다. 실망할 필요는 없다. 3주 해독 다이어트의 진정한 가치는 지금 당장 몇 kg을 감량하는 데 있지 않다. 단순히 살만 빼고자 했다면 시중에 떠돌아다니는 극한의 다이어트 방법이 더욱 효과적이었을지 모른다.

해독 다이어트에서 체중 감량은 그야말로 '덤'일 뿐이다. 해독 다이어트의 진정한 가치는 당신의 몸을 원래의 건강한 상태로 되돌려놓는 데 있다.

무절제한 식습관, 불규칙한 생활 태도, 각종 환경오염, 잘못된 다이어트 등으로 독소가 쌓인 몸을 정화하는 데 더 큰 의미가 있는 것이다. 따라서 일반적인 다이어트를 했을 때는 상상도 할 수 없는 상쾌한 컨디션, 맑은 피부 등의 해독 효과를 두루 경험할 수 있으며, 신진대사의 활성화로 인해 다음 번 다이어트에서는 좀 더 많은 체중 감량 효과를 만끽하고 요요 현상에서도 해방될 수 있다. 정말 놀랍지 않은가!

이 장에서는 지난 3주간 당신이 노력하고 실천한 해독 다이어트를 마무리하는 방법과 앞으로 시도해보면 좋을 실천 사항에 대해 다룰 것이다.

해독 다이어트 성과 체크하기

해독 다이어트 'after 사진'을 붙여주세요.

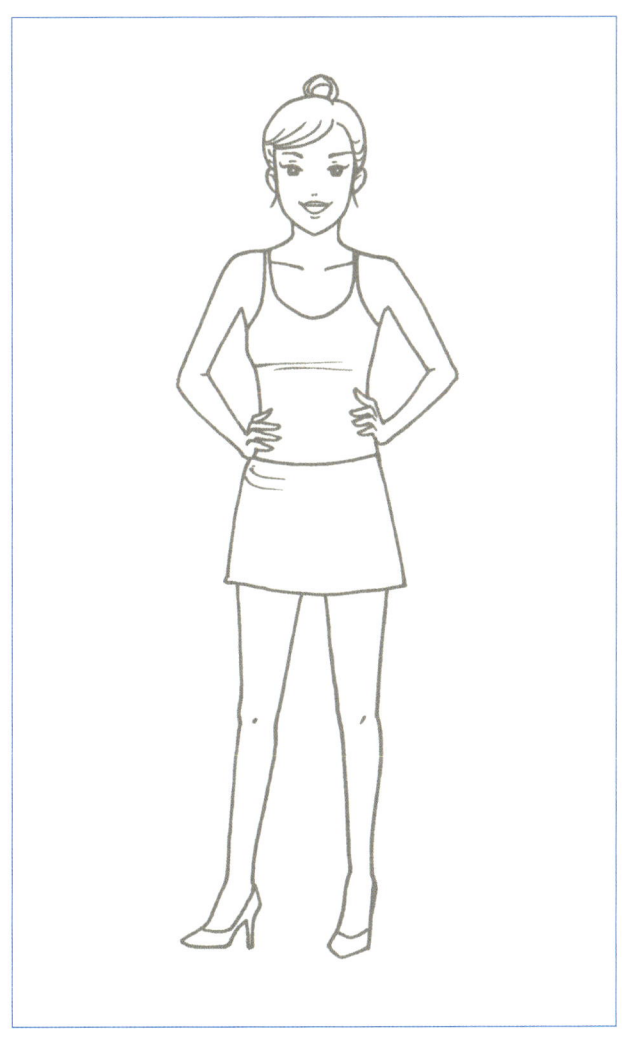

해독 다이어트 후의 변화에 대해 자유롭게 적어보세요.

● 몸의 변화
- 피부가 좋아졌다.
- 변비가 해소되었다.
- 몸의 부기가 많이 사라졌다.

● 마음의 변화
- 짜증이 줄었다.
- 남자 친구에게 자신감이 생겼다.
- 여유롭고 긍정적인 시선으로 사물을 바라보게 되었다.

    앞에서 해독 다이어트를 실행하기 전의 사진(53쪽)을 붙였을 것이다. 그렇다면 이제는 당시와 같은 옷을 입고 같은 포즈를 취한 채 똑같은 장소에서 촬영한 사진을 붙여보자(조금 귀찮아도 꼭 인화해서 사진을 붙이도록 하자). 다음으로 해독 다이어트 실행 이후에 일어난 몸과 마음의 변화를 기록한 후, 앞에서 쓴 해독 다이어트를 하기 전의 상태와 비교해보자.
    이러한 일련의 행동들은 자신이 거둔 성과가 단순히 체중 감량만이 아님을 다시 한 번 증명해줄 것이다. 또한 앞으로의 다이어트에 훌륭한 기폭

제가 되어줄 것이다.

🌿 내 몸의 해독 지수 알아보기

3주 해독 다이어트의 단계별 독소인 담음, 어혈, 수독 지수를 다시 한 번 체크해보자. 해독 다이어트를 하기 전의 상태와 비교했을 때 해독이 많이 된 단계와 해독이 좀 더 필요한 단계를 알아본다. 해독이 가장 덜 된 독소가 당신의 비만에 결정적인 영향을 끼친 원인이다. 따라서 다이어트 중이 아닐 때도 해당 단계별 해독 식습관과 생활요법 등을 꾸준히 실천하도록 한다.

🌿 3주 본초 해독 다이어트 리사이클하기

해독 다이어트의 효과가 상대적으로 미미했다면 그만큼 몸속에 독소가 가득하다는 뜻이므로 바로 3주 해독 다이어트를 반복 실행한다. 효과를 많이 거둔 사람이라도 몸속에 독소가 다시 차오른다는 느낌이 들면 언제라도 3주 해독 다이어트를 다시 시작해도 좋다. 또한 특정 독소 증상이 유난히 심한 사람은 3주 동안 해당 단계의 해독 다이어트만 집중적으로 실행해도 괜찮다.

다이어트에서 결과만큼이나 중요한 것이 사후 관리 및 유지다. 해독 다이어트에서는 근본적인 문제점을 해결하므로 기존 다이어트와 같이 쉽사리 요요 현상이 나타나지는 않는다. 하지만 신경을 쓰지 않고 과거처럼 무절제하게 생활한다면 다시 옛 상태로 되돌아갈 확률이 높다. 따라서 앞에서 제시한 유지 관리 방법을 잘 숙지하여 해독 다이어트의 극적인 효과를 지속적으로 누리자.

독이 잘 빠지는 몸을 유지하는 식습관 ❶
에너지 효율을 높이는 녹채식

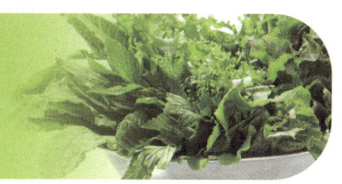

모든 다이어트에서 가장 중요하게 생각하는 것이 '식습관'이다. 넓게 보자면, 삶의 3요소인 의식주 중 가장 큰 비중을 차지하는 것도 '식'이다.

체내의 독을 제거하여 비만을 치료하고 건강을 증진하는 해독 다이어트에서도 역시 식습관 개선이 가장 중요하다. 지난 3주 동안 각 단계별 식단을 잘 따른 여러분은 이제 정상적인 생활로 돌아갔을 때 어떻게 먹어야 지금의 해독 효과를 유지할 수 있을지 생각해보아야 한다. 나는 이 질문에 대한 답으로서 우선 '녹채식'을 여러분께 권하고 싶다.

화학물질 등의 독소가 지방질에 잔뜩 쌓여 있는 육가공식품의 반대 선상에 있는 녹채식은 채소, 해조류, 곡식 등을 중점적으로 먹는 식이요법을 말한다. 녹채식에서는 음식을 익히는 것이 아니라 되도록 날것 그대로 섭취하는 것을 권장한다. 인체의 신진대사에 꼭 필요한 효소나 비타민, 무기질 등은 익히는 조리 과정에서 상당 부분이 파괴되기 때문이다. 특히 요즘처럼 식품 내 영양 성분의 질이 낮을 때는 생식의 섭취가 더욱 필요하다.

이처럼 영양이 풍부한 녹채식은 환자들을 위한 식이요법으로 시작되었으나 최근에는 다이어트의 한 방법으로 각광을 받고 있다. 녹채식 다이어트의 좋은 점은 영양 불균형 없이 건강하게 살을 뺄 수 있다는 점이다. 또한 수분과 비타민 등의 성분이 다량으로 함유돼 조금만 먹어도 공복감이 해소되며, 신진대사가 원활해져 인체에 쌓여 있던 노폐물이 제거된다.

앞으로 하루 한 끼 정도는 녹채식으로 해결하면 어떨까? 신선한 샐러드로 아침을 시작하는 등 간단한 노력으로 해독 효과를 지속할 수 있는 것은 물론이요, 남은 독소까지 말끔히 제거할 수 있을 것이다.

🌿 이것만 알면 녹채식 완전 정복!

- **일일 권장량보다 더 많은 물을 마시자**: 하루에 마셔야 하는 물의 양은 대략 2000ml 정도다. 녹채식을 먹을 때 일일 권장량보다 많은 물을 마신다면 혈액순환이 원활해지고 노폐물도 더 잘 배출된다.
- **명현 반응은 몸이 건강해지는 신호다**: 녹채식을 먹은 첫 주에는 가스가

차거나 배변 이상, 졸림, 위 팽만감, 피부 가려움, 발진, 어지러움 등의 반응이 나타날 수 있다. 이러한 현상은 가공식품에 길들여진 신체가 영양이 풍부하게 살아 있는 날음식에 적응하며 보이는 반응으로 대개 일주일 내에 사라진다.

- 운동은 녹채식의 효과를 촉진한다: 녹채식을 먹을 때 걷기나 달리기 등의 간단한 유산소운동을 함께 곁들이면 신진대사가 더욱 원활해지기 때문에 다이어트와 노폐물 배출의 효과가 배로 늘어난다.

녹채식 재료 제대로 알고 먹기

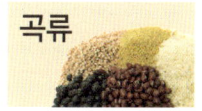

❶ 현미: 각기병을 예방해주는 비타민 B_1을 비롯해 당질, 지질 미네랄, 식이섬유 등이 골고루 함유되어 있다. 특히 배아에는 비타민 A, B_1, B_2, B_6, B_{12} 그리고 항산화 작용을 하는 비타민 E와 니코틴산, 판토텐산, 엽산이 풍부하여 영양이 높다.

❷ 수수: 겨 부분에 비타민 B가 많아 정제하지 않고 먹는 것이 좋다. 순환기 질환에 좋으며 식욕 증진, 골격의 유지 및 성장에 효과적이다.

❸ 율무: 예로부터 수족 마비를 치유하는 약재로 널리 사용됐다. 피로 회복, 자양 강장에 좋으며 기미, 주근깨, 여드름, 사마귀 등의 피부 트러블을

개선해준다.

❹ 차조: 단백질, 지방, 칼슘, 철분 등의 무기질과 섬유질이 풍부하다. 소화 흡수가 잘되어 배변을 촉진한다. 혈당을 조절하고 황달을 치료하는 약재로 사용되기도 한다.

❺ 콩: 양질의 식물성 단백질과 아미노산이 풍부하게 함유되어 있다. 또한 레시틴, 식이섬유, 비타민 B, 비타민 E, 칼슘, 칼륨 등도 풍부하다. 불포화지방산의 비율이 높아 콜레스테롤을 낮추는 역할도 한다.

❻ 검은깨: 필수아미노산과 불포화지방산이 풍부하여 노화를 방지해주는 식품으로 이름이 높다. 철분, 비타민 E, 칼슘, 인 성분이 많이 포함돼 있어 빈혈 예방, 피부 미용, 골다공증 예방에 좋다.

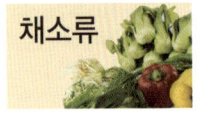
채소류

❶ 케일: 항암 물질의 보고로서 고혈압을 비롯한 성인병을 예방해준다. 칼슘 함량이 우유보다 높아 뼈를 튼튼하게 만들어준다.

❷ 당근: 베타카로틴 성분이 천식, 위궤양, 눈의 피로를 개선해준다. 몸을 따뜻하게 만들어 혈액순환을 돕고 냉증, 동상 등의 치료에 좋다.

❸ 우엉: 식이섬유가 풍부하여 변비와 설사 예방에 좋으며, 항균 및 소염 효능이 있다. 이눌린 성분이 체내의 수분 흡수를 도와 신장 기능을 강화시킨다.

❹ 솔잎: 테라핀 성분이 말초신경을 확장시켜 호르몬 분비를 촉진한다. 산

소와 미네랄이 풍부하여 피로 완화에도 큰 도움이 된다.

❺ 호박: 대표적인 항암 식품으로 성인병과 노화 예방에 효과적이다. 또 설사를 멎게 하고, 소변을 배출시키는 데 쓰이기도 한다.

❻ 무: 껍질에 비타민 C가 다량 함유되어 있다. 소화효소인 디아스타제가 많이 들어 있어 소화가 안 될 때 무를 날것으로 먹으면 좋다.

❼ 신선초: 각종 비타민, 철분, 인, 칼슘 등이 고르게 함유되어 있다. 면역 세포인 NK세포와 마크로파지, T임파구 등의 기능을 활성화시키는 유기 게르마늄이 많아 항암 재료로도 쓰인다.

❽ 쑥: 뜸 및 약탕에 널리 이용되는 재료다. 풍부하게 들어 있는 비타민 A, C가 체내 면역력을 길러준다. 살균 효과, 지혈, 여성 질환 치료에도 우수한 역할을 한다.

❾ 유자: 당분과 비타민 B, C가 풍부하며 구연산, 사과산, 호박산이 많아 피부 미용에 좋다. 오한, 발열 등의 감기 증상에 탁월한 효능이 있으며 소화를 촉진한다.

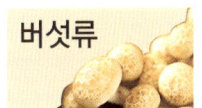

❶ 표고버섯: 레티넨 성분이 감기 등의 바이러스성 질환을 예방해준다.

❷ 영지버섯: 예로부터 선약이라 불릴 정도로 효능이 다양하다. 알려진 약리작용으로는 치매 예방, 심장 질환 개선, 혈전 억제, 콜레스테롤 제거, 항암, 면역 증강 등이 있다.

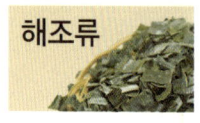

❶ 미역: 주요 성분인 알긴산이 비만과 고혈압을 예방해준다. 또 농약 중금속 등의 성분을 배출시키는 효과가 있다.

❷ 김: 항궤양 역할을 한다. 또한 단백질과 당질이 풍부하다.

❸ 다시마: 칼륨과 요오드가 많은 약알칼리성 식품으로 산성화된 몸을 중화시켜준다. 갑상선호르몬 분비를 촉진하여 신진대사를 원활하게 해준다.

독이 잘 빠지는 몸을 유지하는 식습관 ❷
내 몸의 소금기를 없애는 저염식

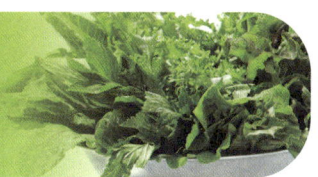

한식은 영양적으로 균형이 있고 유산균이 풍부한 식단이다. 또한 무기질, 비타민 등이 풍부하고 칼로리가 낮아 다이어트를 하는 사람에게 늘 추천되는 식단이다. 실제로 몇몇 할리우드 스타들이 우리나라의 비빔밥으로 살을 뺐다고 해 화제가 된 적도 있다. 그런데 한식에도 취약점이 있다. 조리 과정에 따라 차이는 있지만 많은 음식이 맵고 짜다는 점이다. 나트륨 과다 섭취는 건강과 다이어트의 가장 큰 적이다.

세계보건기구에서 권장하는 일일 소금 섭취량은 5g(나트륨 2000mg)이다. 2009년 국민건강영양조사보고서에 따르면 우리나라 사람들의 일일 나트륨 섭취량은 평균 4646mg이라고 한다. 우리나라 사람들은 세계 평균 권장량의 2배가 넘는 나트륨을 섭취하고 있는 셈이다.

🌿 한국인의 선호 음식 소금 함유량

음식명	소금 함유량(g)	나트륨 함유량(mg)
김치찌개	9	3738
된장찌개	9	3577
육개장	7	2613
칼국수	11	4531
짜장면	13	5255
짬뽕	23	9252
냉면	20	7814
감자탕	25	9918
우동	21	8587
햄버거	11	4427
피자	31	12320

    나트륨은 우리 몸의 수분 양을 조절하고, 근육의 수축과 신체 평형을 담당하는 미네랄 영양소다. 따라서 적절한 나트륨 섭취는 건강을 지키는 데 필수적이다. 하지만 대부분 현대인이 나트륨을 초과하여 먹기 때문에 문제가 된다.

    나트륨을 과잉 섭취하면 혈압이 올라가 심장병, 뇌졸중, 만성 신부전에 걸릴 위험이 높아진다. 또한 위 점막을 자극하여 위암의 발병률도 높인다. 다이어트에도 악영향을 끼치는데, 이른바 '식탐 호르몬'이라 불리는 식욕증

추 호르몬 그렐린ghrelin을 자극하여 배가 불러도 자꾸만 음식을 먹게 만들며, 수분 적체 현상을 일으켜 부기가 살이 되게 만든다.

사실 '소금 중독'이라는 말이 있을 만큼 소금 역시 지방이나 설탕 못지않게 중독성이 강하다. 미국의 한 대학의 실험 결과에 따르면 소금을 먹고 싶은 욕구를 느낄 때의 뇌파 움직임이 마약을 하고 싶은 욕구를 느낄 때의 그것과 같다고 한다. 사냥용 매를 길들일 때 소금을 먹이면 매가 소금 맛을 잊지 못해 다시 주인에게 돌아온다고 할 정도로 소금의 중독성은 대단하다.

음식을 자꾸만 더 먹게 만들며, 몸을 붓게 만들어 결국 비만에 이르게 하는 나트륨 섭취를 줄이기 위해서는 결국 저염식을 해야 한다.

저염식을 섭취하는 방법은 너무도 간단하다. 그냥 소금을 적게 먹기만 하면 된다. 간이 센 국이나 찌개를 먹을 때는 국물보다는 건더기 위주로 먹고, 가공식품을 먹을 때는 나트륨 함량 표시를 항상 체크하는 습관을 들여야 한다. 더불어 차선책으로 음식을 짜게 먹었을 때는 나트륨을 배출하는 데 탁월한 죽순, 아스파라거스, 토마토, 바나나, 브로콜리 등을 함께 먹도록 한다.

저염식을 하면 처음에는 음식 맛이 떨어지는 것 같다. 하지만 점차 혀의 미뢰가 섬세해져 재료 고유의 맛을 느끼게 될 것이다. 야채의 아삭이는 식감과 갖은 양념에 가려져 있던 나물의 향기를 감별할 수 있게 될 것이다. 또한 저염식이 건강과 다이어트에 큰 도움이 되는 것은 두말할 필요가 없다.

나트륨 배출을 도와주는 식품

- 죽순: 칼륨 성분이 많아 체내의 염분을 배출시켜준다. 또한 당질과 단백질, 섬유소가 함유되어 있어 변비를 해소시키며 비만을 방지해준다.
- 감자: 나트륨을 몸 밖으로 배출시켜 부종을 가라앉히고 혈압을 안정적으로 조절해준다. 함유량이 사과의 두 배 정도에 이르는 비타민 C가 면역 체계를 강화해주며, 사포닌이 위의 염증을 치료해준다.
- 아스파라거스: 가히 천연 이뇨제라 할 수 있다. 짠 음식을 먹은 후 생기는 부기를 최소화한다. 비타민을 비롯한 엽산, 베타카로틴, 칼륨 등이 복부의 내장 지방을 줄여준다.
- 브로콜리: 세계 10대 수퍼 푸드에 뽑힐 만큼 영양적으로 우수하다. 특히 고혈압의 위험을 낮추는 칼륨이 100g당 370mg나 함유되어 있다. 그 밖에 각종 성인병과 골다공증, 빈혈 등의 예방에도 효과적이다.
- 바나나: 100g당 약 358mg의 칼륨이 포함되어 있어 나트륨의 배설을 촉진한다. 역시 소금의 과다 섭취로 발병하는 고혈압, 동맥경화 등을 예방하는 데 좋다. 그리고 식이섬유의 일종인 펙틴 성분이 많아 다이어트에 효과적이다.

독이 잘 빠지는 몸을 유지하는 식습관 ❸
살이 빠지는 색깔의 과학

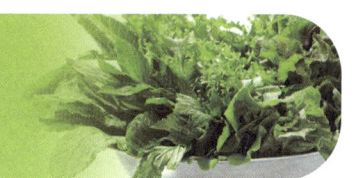

어떤 사람의 개성이나 취향을 판별하는 데 선호하는 색만큼 유용한 것도 없다. 왜냐하면 색깔에는 통상적으로 고착된 의미가 있기 때문이다. 가령 핑크색에서는 여성스러움을, 보라색에서는 신비로움을 바로 떠올릴 수 있다. 재미있게도 우리들이 먹는 식품의 색깔에도 의미가 담겨 있다. 예를 들어 '블랙 푸드=젊음의 유지'라는 인식이 있는데, 이는 식품의 검은색에 노화를 방지하는 안토시아닌이 풍부하기 때문이다.

색을 따져가며 음식을 먹으면 자신에게 꼭 필요한 영양소를 골라 섭취할 수 있어 다이어트에 큰 도움이 된다.

사실 컬러 푸드는 더 이상 특별한 말은 아니다. 미국에서는 이미 7대 컬러 푸드에 대한 영양학적 정리를 공식화하였으며, 일본에서는 예전에 이미 색깔별 식단이 대유행을 한 적이 있다. 우리나라에서도 계절마다 다른 컬러 푸드들이 이슈화되곤 한다.

색깔별로 영양을 잘 따져 자신에게 꼭 필요한 식품을 섭취한다면 다이어트에 큰 도움이 될 것이다.

컬러 푸드 선택 시 알아두어야 할 것들

- 식품이 가진 고유한 색깔만이 효과가 있다.
- 식품의 색이 선명할수록 영양소가 풍부하다.

색깔별 영양 따져보기

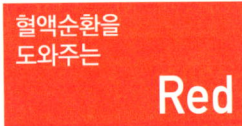

어혈이 많은 사람이라면 특히 레드 푸드에 주목하자! 레드 푸드에 들어 있는 대표적 성분인 리코펜이 과산화 지질의 생성을 막아 혈관을 부드럽게 한다. 때문에 혈액이 잘 흐르게 된다. 심장의 기능을 강화하는 탁월한 효능이 있으며 면역력을 강화시켜준다.

대표 레드 푸드 토마토, 붉은 자몽, 수박, 딸기, 구아바 등.

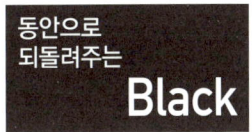

점점 나이를 먹어가는 데 초조함을 느끼는 이라면 블랙 푸드를 먹자. 대표 성분인 안토시아닌은 노화의 주범인 활성산소를 중화해주는 강력한 산화방지제다. 탈모를 예방하는 데 효과적이며, 풍부한 무기질, 셀레늄, 비타민 B 등이 피부를 매끄럽게 만든다.

대표 블랙 푸드 검은깨, 흑미, 검은콩, 우엉, 오골계 등.

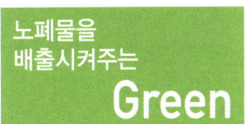

그린 푸드는 장이 건강하지 않거나 변비에 시달리고 있는 담음 체질 사람에게 특히 좋다. 최고의 천연 해독제로 알려진 클로로필 성분이 몸속의 각종 유해 찌꺼기를 배출시켜준다. 신진대사를 원활하게 만들어주기 때문에 다이어트에 효험이 있으며 안색을 맑게 하는 데도 도움이 된다.

대표 그린 푸드 녹차, 상추, 매실, 시금치, 브로콜리 등.

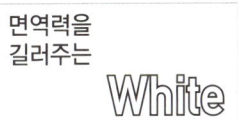

사계절 내내 감기를 달고 살거나 바이러스에 취약한 사람이라면 화이트 푸드를 즐겨 먹어야 한다. 주요 성분인 플라보노이드가 바이러스와 세균에 대항하는 저항력을 길러준다. 또 강력한 항암 작용을 하기 때문에 암과 같은 성인병 예방에 특히 우수한 식품이다.

대표 화이트 푸드 마늘, 양파, 무, 인삼 등.

몸과 마음의 피로를 풀어주는 Purple

잠을 많이 자도 피곤해하는 사람에게 좋은 것이 퍼플 푸드다. 폴리페놀과 안토시아닌이 풍부한 퍼플 푸드는 신진대사를 원활하게 만들어 신체를 활성화하고, 우울증을 개선하는 심리 치유 효과까지 있다. 그 밖에 시력 보호와 복부 지방 감소에도 효과가 있는 식품으로 유명하다.

대표 퍼플 푸드 블루베리, 포도, 가지, 강낭콩 등.

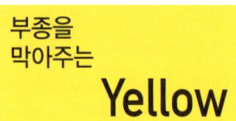

부종을 막아주는 Yellow

부종으로 인한 하체 비만이거나, 평소 음식을 짜게 먹는 사람에게 더없이 좋은 것이 옐로 푸드다. 풍부하게 함유된 칼륨이 나트륨을 배출시키고, 몸의 쓸데없는 수분이 빠져나가도록 돕는다. 또 베타카로틴과 루테인 성분이 인체의 면역력을 증진한다.

대표 옐로 푸드 호박, 옥수수, 바나나, 잣 등.

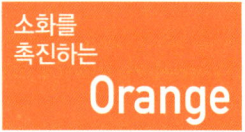

소화를 촉진하는 Orange

입맛이 없는 사람이라면 오늘 당장 마트에 들러 주황색 식품을 구매하자. 오렌지 푸드에는 크립토잔틴, 베타카로틴, 알파카로틴 등이 다량으로 포함되어 있어 식욕을 촉진시키고 소화가 잘되게 만든다. 더불어 피부 미용과 시력 보호에도 효과적이다.

대표 오렌지 푸드 오렌지, 당근, 귤, 주황 파프리카 등.

독이 잘 빠지는 몸을 유지하는 식습관 ❹
지친 몸을 깨우는 주말 단식

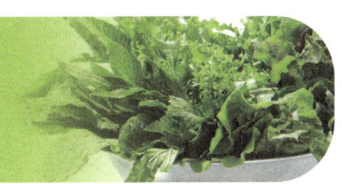

히포크라테스는 "몸속을 비우는 일이야말로 모든 병의 근본을 치료하는 일이다"라고 말했다. 실제로 아주 오래전부터 체내에 음식 공급을 끊는 단식을 많은 병의 중요한 치료법으로 여겨왔다.

태어난 이후부터 지금까지 우리 몸의 장기는 영양분을 분해하고, 배출하는 일련의 과정을 쉴 새 없이 해오고 있다. 무절제한 식습관이 범람하는 현대에는 그 혹사 정도가 더욱 심하다. 기계처럼 인간의 장기 역시 오래될수록 때가 끼고 낡아간다.

단식은 과중한 업무에 시달리는 장기를 잠시나마 쉬게 한다. 단식을 하면 위의 부담이 줄어들고, 장의 움직임이 활발해진다. 외부에서 공급되는 에너지가 없기 때문에 체내 에너지를 활용하여 혈액순환이 활성화된다. 더불어 몸속에 축적되어 있던 노폐물과 독소가 제거된다.

　7~10일 이상의 단식은 초보자나 직장인에게는 부담이 되는 일이다. 하지만 금·토·일을 이용한 주말 단식은 일상생활에 지장을 주지 않으면서 단식의 일정한 효과도 얻을 수 있어 편리하다. 주말 단식의 효과를 높이려면 일주일 전부터 먹는 양을 줄이고, 자극적인 음식을 피하는 등 단식 예비 단계를 거치는 것이 좋다.

주말 단식의 효과

- 혈액순환이 활발해지면서 몸 안에 쌓여 있던 각종 독소가 배출된다.
- 무절제한 식습관으로 무리를 하던 비장의 활동이 감소하면서 자연스럽게 위의 크기가 줄어든다.
- 숙변이 배출되어 장의 기능이 향상된다.
- 지방과 혈관에 쌓여 있던 콜레스테롤이 연소되어 체중이 감소한다.

주말 단식을 할 때 주의해야 할 사항

- 신진대사가 활성화될 수 있게 단식 중 최소 2000ml 이상의 물을 마신다.
- 산책, 조깅, 체조, 요가 등 무리가 안 가는 운동을 병행한다.

주말 단식 추천 식단

	아침	점심	저녁
금	쌀죽 1공기, 야채주스 1잔	삶은 감자 2개, 토마토 1개, 두유 200ml	삶은 고구마 1개, 오이 1개, 플레인요구르트 1개
토	단식	단식	단식
일	흰죽 1공기	야채죽 1공기	생식 40g (물이나 요구르트에 타서 먹는다. 우유에 타서 먹는 것은 금물이다.)

독이 잘 빠지는 몸을 유지하는 식습관 ⑤
클렌징 마법사! 식이섬유 & 유산균

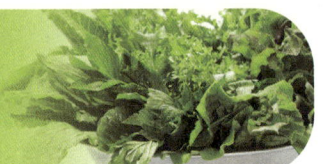

체내의 각종 노폐물은 대부분 장을 거쳐 빠져나간다. 따라서 장이 제대로 기능하지 않으면 우리 몸에 노폐물이 축적될 위험이 크게 높아진다. 현대인의 가장 흔한 질병인 변비는 장이 제대로 작동하지 못해 노폐물이 쌓인 결과다.

우리 몸 제일의 노폐물 배출구인 장을 청결하게 만드는 일은 해독이 잘 되는 몸을 만들기 위한 가장 중요한 클렌징 단계다. 장 클렌징 일등 공신인 식이섬유와 유산균을 많이 섭취하도록 하자.

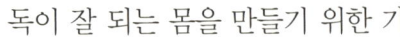

🌿 장내 독소 제거 효과가 뛰어난 식이섬유

섬유질, 섬유소, 파이버 등으로 불리는 식이섬유는 인체의 소화기관에 소화, 흡수되지 않고 그대로 배출되는 식품의 잔여 물질로서 성인의 경우 하루에 25g 정도 섭취를 권장한다. 주로 식물 종자의 껍질 부위나 식물 세포의 세포벽에 분포하기 때문에 과일, 채소, 해조류에 많이 있다.

식이섬유의 역할
- 장내 세균을 증식시켜 당분을 분해한다.
- 장운동을 촉진해 배변을 돕는다.
- 장내 독성 물질을 흡착 배출한다.
- 지방을 흡착 배출한다.
- 장액의 분비를 촉진해 소화를 돕는다.
- 대변의 양을 늘려 쾌변을 유도한다.
- 과민성대장증후군을 예방한다.
- 식사 후 혈당치의 상승을 억제한다.
- 콜레스테롤을 흡착 배출한다.
- 포만감을 주어 과식을 방지한다.

장내 유해 세균의 증식을 방해하는 유산균

수분을 제외한 대변의 무게 가운데 1/3을 차지하는 것이 세균인 것을 아는가? 우리 장 속에는 세균이 살고 있으며 대변과 함께 배설되고, 다시 그만큼 새로운 세균이 증식한다. 장 속에 살고 있는 세균은 독소를 생산하는 유해 세균과 그 증식을 방해하는 유익한 세균으로 나눌 수 있다. 유익한 세균의 대표로 꼽히는 유산균은 노화가 진행됨에 따라 증가하는 부패균의 활동 억제 및 정장 작용 등을 한다. 식품의 발효에 중요한 역할을 하는 비피더스균은 가장 우수한 유익 세균으로 알려져 있다. 모유를 섭취한 유아의 장내 세균 중 90% 이상이 유산균인데, 안타깝게도 나이가 들수록 그 비중이 감소한다.

비피더스균의 역할

- 변비 증상을 개선한다.
- 장내 유해 세균의 증식을 억제한다.
- 설사 증상을 완화시킨다.
- 간에 부담을 주는 암모니아, 황화수소 등의 독성 물질 생성을 억제한다.
- 비타민을 만들어 면역을 증강시킨다.

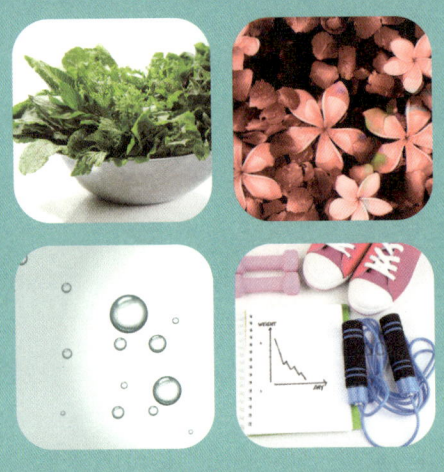

Part 08

부분 다이어트
원하는 부위를
확실하게 뺀다

3주 동안 본초 해독 다이어트를 진행해
체중 감량에 성공했다고 하더라도 유지 관리가 중요하다.
특히 신체의 특정 부분이 유독 살이 찐 경우라면
그에 맞는 다이어트를 해주는 것이 좋다.
이 장에서는 복부, 상체, 하체, 얼굴 등
특정 부위에 찐 살을 빼는 방법을 소개한다.

복부 비만 | 상체 비만 | 하체 비만 | 얼굴 비만

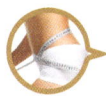 ## 몸은 말랐는데 아랫배가 불룩하다

지방뿐 아니라 부기에 의한 물살인 경우도 많다. 냉증이나 운동 부족으로 허리 주변의 림프절이 제 기능을 하지 못하면 이 부위에 노폐물이 쌓이게 마련이다. 쉽게 피로하고 움직이기가 귀찮아 누워 있다 보면 혈액순환이 제대로 되지 않고 대신 허리둘레만 점점 굵어진다. 평소 꾸준히 몸을 움직여 혈액순환을 원활하게 만들어 부기를 빼도록 한다.

가장 효과적인 방법

매일 30분 이상 걷기 | 보폭을 어깨너비보다 조금 넓은 70cm 정도로 해서 빠르게 걸으면 다리에 힘이 붙을 뿐 아니라 혈압도 낮아지고 동맥경화 같은 성인병도 예방할 수 있다. 체지방이 소모되려면 걷기 시작한 지 30분이 지나야 하므로 하루 30분 이상 실시한다.

내장을 튼튼하게 하는 마사지 | 몸속의 내장이 튼튼하게 자리를 잡고 있어야 근육이 처지지 않아 배가 나오지 않는다. 근육이 약해지면 위와 장이

밑으로 처져 배가 나온다.

손을 깨끗이 씻은 다음 보디로션이나 오일을 발라 배꼽 주변을 시계 방향으로 둥글게 마사지한다. 몸이 찰 때는 배 주변을 드라이어로 따뜻하게 한 다음 마사지를 하면 더욱 효과가 있다. 이때 화상을 입지 않도록 피부에서 15~20cm 정도 떨어뜨려서 사용한다.

오래 계속해서 습관을 들이면 좋은 방법

하루 한 끼는 가볍게 과일 먹기 | 뱃살은 탄수화물을 과하게 섭취해서 생긴다. 자꾸 뱃살이 찐다 싶으면 하루 한 끼 정도는 과일로 식사를 대신한다.

양반 다리 하고 앉기 | 정좌하여 아랫배에 힘주는 것만큼 뱃살을 한 방에 날려보내는 방법도 없다. 배에 긴장감을 주기 때문에 살찔 틈이 없다.

뱃살 다이어트에 효과적인 목욕법 | 목욕탕에서 복부를 손으로 뜯는 기분으로 꼬집는다. 단 뱃살이 빨개질 정도로 심하게 배를 잡아 뜯으면 피부가 늘어날 수 있으므로 적당한 강도로 하는 것이 좋다.

샤워기로 배꼽 주위를 돌려가며 마사지 | 배꼽을 중심으로 시계 방향으로 돌려가며 샤워기에서 나오는 물을 이용해 마사지를 해준다. 목욕하는 틈틈이 하면 뱃살이 효과적으로 빠진다.

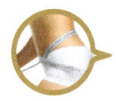 ## 윗배가 아랫배보다 많이 나왔다

윗배가 불룩 나와 있는 경우는 위장 기능 장애로, 가스가 자주 차는 사람에게 주로 나타난다. 폭식이나 과식을 피하고 규칙적으로 식사하는 습관을 들여야 한다. 하지만 윗배가 단단하게 만져지는 복부 비만은 내장에 지방이 가득 찬 내장 비만인 경우가 많다. 고단백 저칼로리 식이요법과 유산소 운동을 병행하는 것이 좋다.

가장 효과적인 방법

조깅 | 처음에는 걷는 것과 비슷한 속도로 달리다가 점차 속도를 늘려나간다. 총 운동 시간을 15~30분 정도로 정하고, 걷기 5분, 달리기 5분 하는 식으로 몸을 적응시킨 후 점차 걷는 시간을 줄이고, 달리는 시간을 늘린다.

최대 심박수 측정법
- 최대 심박수 = 220-나이
- 같은 나이, 성별에서도 10~15 정도 오차가 난다.

※ 심박수 측정이 어렵다면, 운동 시 약간 힘들다고 느낄 정도 또는 등에 땀이 촉촉히 젖는 정도의 강도가 적당하다.

이때 심박 수는 옆 사람과 이야기할 수 있을 정도인 120~140 정도가 적당하며, 일정한 리듬감을 유지하고 호흡해야 한다.

일주일에 3~5회 실내 자전거 운동 | 실내 자전거에는 시간, 운동 거리, 운동 강도, 칼로리 소비량 등이 표시되므로 잘 활용하는 것이 좋다. 본 운동에 들어가면 처음 3~5분 정도는 천천히 페달을 돌리고 중간에는 조금 강도를 높여서 운동을 한다. 쉬는 것보다는 느린 속도라도 계속 페달을 밟는 것이 좋다. 운동 강도는 최대 심박수의 60~70%가 적당하고, 하루에 30~50분, 일주일에 3~5회 운동한다.

오래 계속해서 습관을 들이면 좋은 방법

펑퍼짐한 옷보다는 꼭 맞는 옷을 입는다 | 펑퍼짐한 옷을 입으면 몸매를 가리게 되고, 그러면 자칫 관리에 소홀해질 수 있다. 아무리 편안한 시간이라도 의식적으로 펑퍼짐한 옷 입기를 피해 자신의 몸매를 항상 확인하며 긴장할 수 있는 조건을 마련하는 것이 좋다. 단 너무 타이트한 옷은 지방 분해를 방해할 뿐 아니라 건강에도 해롭다.

식후에 바로 눕지 않는다 | 밥을 먹고 난 후, 배가 부르다고 바로 눕는 사람들이 있다. 이것은 소화를 방해할 뿐 아니라 복부 비만의 원인이 된다. 일단 식사를 한 후에는 청소를 한다든지 설거지를 한다든지 해서 최대한 몸을 많이 움직이는 것이 좋다.

배를 항상 따뜻하게 한다 | 배가 볼록한 사람들 중에는 유독 배가 찬 사람들이 많다. 배가 차면 혈액순환 기능이 저하되고 대사가 원만하게 이루어지지 않아 뱃살이 찐다. 항상 배를 따뜻하게 하고 잘 때도 아무리 덥더라도 배만큼은 이불을 덮도록 한다.

식이요법 | 지방 대사가 이루어질 수 있는 환경을 만들어주어야 한다. 지방은 소화가 다 된 후에 분해가 되기 때문에 반드시 배 속을 비워두는 공복 시간을 4~6시간 정도 가져야 한다. 아침은 7시, 점심은 1시, 저녁은 6시 30분 등으로 시간을 정해 밥을 먹고 그 외 시간의 간식은 일체 금한다. 물과 녹차 이외의 음식은 먹지 않도록 하며, 과일과 커피도 간식에 해당하므로 식사 때 후식으로 바로 먹는다.

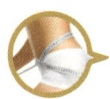 ## 옆구리에 살이 쪄 두루뭉술하다

사춘기에는 주로 엉덩이와 허벅지에 살이 붙지만 20대가 되면 옆구리와 허리에 살이 찐다. 바로 여성호르몬이 원인. 흔히 나잇살이라고 하지만 많이 먹고 운동을 게을리하기 때문에 생긴다. 먹는 만큼 운동을 해야 빠진다. 사무실, 학교, 집에서 매일 꾸준히 30분 정도 맨손체조를 하도록 한다.

가장 효과적인 방법

기초대사량을 높이는 복근 운동 | 복근 운동으로 근육을 단련하면 근육량이 증가하고 근육의 활성이 높아져 기초 신진대사율이 올라간다. 기초대사

> **복근 운동의 효과를 높이는 4가지 요령**
> 1. 좋아하는 동작을 세 가지 골라 집중적으로, 꾸준히 한다. 뱃살 빼기에 좋다고 하기 싫은 동작을 하는 건 좋지 않다.
> 2. 횟수는 적어도 괜찮다. 매일 계속하는 것이 중요하다.
> 3. 윗몸을 일으킬 때는 숨을 전부 내뱉어준다.
> 4. 꼭 반복하기. 2세트째 하는 것이 복근에 작용한다. 처음에 10분 하고 다시 또 반복할 때 근육이 단련된다는 사실을 명심하자.

는 내장이나 신경 등을 움직이기 위해 에너지를 소모하는 것으로, 기초대사량이 높아지면 에너지가 꾸준히 소모되기 때문에 살이 찔 틈이 없다. 이렇게 되면 살이 안 찌는 체질로 바뀌어 요요 현상이 나타나지 않는다. 나이가 들어 기초대사량이 자꾸 감소해가는 30대 이상에게 근력 운동은 필수.

그중에서도 윗몸일으키기는 배근육을 단련하고 뱃살을 빼는 데 가장 효과적인 운동이다. 등을 바닥에 대고 누워 무릎을 90° 각도로 구부린 후 가슴 위에 팔을 교차해서 올린다. 어깨를 천천히 30° 정도만 일으켜 세운다. 이때 허리 부위가 바닥에서 들리지 않아야 하고, 목은 가슴 쪽을 향하도록 한다. 1세트를 10회로 해 3~5세트 실시하며, 매일 꾸준히 실시하도록 하자. 점차 익숙해지면 횟수와 몸을 일으켜 버티는 시간을 늘린다.

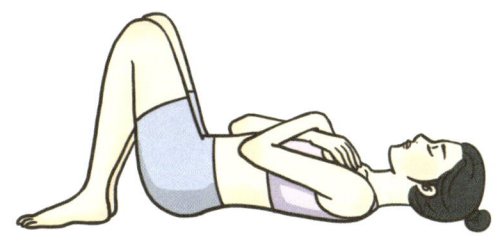

누워서 무릎을 90도 각도로 구부리고, 가슴 위에 팔을 교차해서 움직인다.

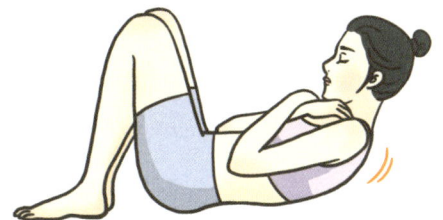

어깨를 천천히 30도 정도만 일으켜 세운다.

오래 계속해서 습관을 들이면 좋은 방법

하루에 100회 이상 훌라후프를 한다 | 한 번 할 때 쉬지 않고 20분 이상 하고, 반드시 오른쪽과 왼쪽을 번갈아 돌려주어 밸런스를 맞춘다.

발바닥 자극하기 | 엄지와 검지 발가락 사이를 엄지손가락으로, 위쪽부터 순서대로 꾹꾹 눌러준다. 이 부위에 비만 치료 효과가 있는 혈 자리가 모여 있으므로 지압봉을 이용해 약간 아플 정도로 매일 10분 이상 눌러준다.

하루에 30분~1시간 정도 복식호흡 | 잠자기 전에 30분~1시간 정도 누워서 배를 의식하며 호흡한다. 단 호흡 후에 음식을 먹어서는 안 된다.

오후 6시 이후 금식 & 초콩 다이어트 | 식사량을 줄이는 감식은 지방을 소모하는 것이 아니고 포도당을 떨어뜨리기 때문에 먹으면 금세 다시 찐다. 30대에게 가장 좋은 다이어트는 오후 6시 이후 안 먹기. 세끼를 꼬박꼬박 먹되, 저녁 식사는 오후 6시 이전에 먹는다. 이때 병행하면 좋은 것이 초콩 다이어트다.

● **방법**_검은콩을 씻어서 병의 1/3 높이만큼 넣고, 식초는 콩의 2배가 되도록 붓는다. 이렇게 열흘 동안 두면 발효가 된다. 식후 10알씩 발효 콩을 먹는 것이 바로 초콩 다이어트. 식초는 체내의 지방을 분해하고 변비와 장의 노폐물을 제거한다. 콩은 몸에 좋은 식물성 단백질이다.

복부 비만 | **상체 비만** | 하체 비만 | 얼굴 비만

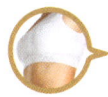 ## 가슴이 크고 처졌다

유전적으로 가슴이 큰 경우도 있고, 살이 쪄서 가슴이 커지기도 한다. 가슴 주위의 근육을 운동시켜 탄력을 주면 근육이 모아지며, 가슴 주변의 지방도 제거되어 작고 모양이 예쁜 가슴을 가질 수 있다.

가장 효과적인 방법

팔굽혀펴기 | 의자에 두 손을 짚고 두 다리를 길게 뻗어 팔굽혀펴기를 한다. 1세트에 10회씩 두 번 반복한다.

기지개 켜기 | 손바닥을 펴고 팔을 위로 올려 기지개를 켜듯 크게 젖혀준 뒤 다시 내린다. 10회씩 두 번 반복한다.

가슴 뒤로 젖히기 | 바닥에 무릎을 꿇고 앉아 상체를 세운다. 윗몸을 서서히 뒤로 최대한 젖혀 그 상태로 15초 이상 유지해야 한다. 10회 반복한다.

아령 운동 | 특히 가슴 위쪽 근육운동에 효과적인 트레이닝이다. 아령을 든 양손을 머리 위로 올리고 팔을 위아래 일직선으로 구부렸다 폈다 하는 동

작을 반복한다. 처음엔 맨손으로 하다 손목에 무리가 가지 않을 정도 무게의 아령으로 바꾸도록 한다. 아령이 없을 때는 500ml 페트병에 물을 담아 사용해도 좋다. 한쪽 팔로 10~15회 한 후 1~2분 쉬었다 다른 팔로 바꿔 10~15회 실시한다. 이렇게 세 번 반복한다.

오래 계속해서 습관을 들이면 좋은 방법

가슴을 모아주는 마사지 | 손바닥을 가슴에 대고 겨드랑이 부위에서 나선형으로 원을 그리며 가슴 아래쪽을 지나 가슴 중앙에서 다시 겨드랑이 쪽으로 간다. 양쪽 가슴 모두 실시한다. 가슴 마사지 때 에센셜오일이나 마사지크림을 사용해 유수분을 공급해주면 탄력 있는 가슴을 만들 수 있다.

알맞은 브래지어 선택 | 큰 가슴은 처지기 쉬우므로 와이어 브래지어를 사용하는 것이 좋으며, 가슴을 전체적으로 감싸주는 풀컵 스타일을 선택해 쓰는 것이 좋다. 패드 없이 얇은 것도 괜찮다. 큰 가슴을 감싸는 얇은 소재의 3/4컵 브래지어 와이어는 전체적으로 가슴을 받쳐주는 데 효과적이다.

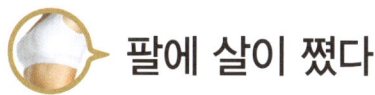 **팔에 살이 쪘다**

팔에 살이 찌는 이유는 크게 두 가지다. 첫째는 급격한 다이어트나 영양 불균형으로 결합조직이 약해져 팔뚝 아래 부분이 늘어진 경우고, 둘째는 운동 부족으로 팔 아래 부분에 지방이 축적된 경우다. 운동을 하지 않으면 팔 아래 부분에 지방이 뭉치므로 운동이나 기타 마찰법으로 지방을 분해해줘야 한다.

가장 효과적인 방법

팔 돌리기 | ❶ 팔을 양옆으로 죽 펴고 선다. 이때 양쪽 다리는 어깨너비만큼 벌린다.

❷ 원을 그리는 것처럼 팔을 돌린다. 안쪽과 바깥쪽 각각 15회씩 돌린다. 이때 원을 크게 그리며 돌리는 것이 좋다.

❸ ①의 자세에서 양팔을 동시에 안쪽, 바깥쪽으로 비튼다. 이를 30회 실시한다.

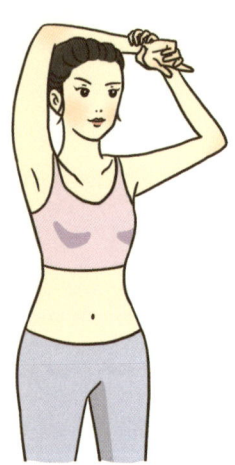
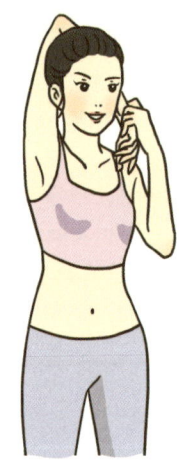

양팔 당기기 1
왼손으로 오른팔을 당겨서 직각이 되면 잠시 멈춘다.

양팔 당기기 2
왼쪽 팔꿈치를 아래로 내리는 느낌으로 당긴다.

양팔 당기기 | ❶ 똑바로 서서 두 팔을 위로 뻗어 왼손으로 오른쪽 손목을 잡는다. 왼손으로 오른팔을 당겨서 오른팔이 직각이 되면 잠시 멈춘다.

❷ 다시 아래로 당기는데, 왼쪽 팔꿈치를 아래로 내리는 느낌으로 한다. 두 팔이 수직이 되었을 때 정지한다. 3~5회 실시한다. 반대편도 같은 방법으로 실시한다.

복싱의 스트레이트처럼! | ❶ 오른쪽 다리는 뒤로 펴고 왼쪽 다리는 앞쪽으로 구부리고 선다. 권투 선수처럼 주먹을 쥐고 팔은 구부려서 몸통에 가볍게 닿게 한다. 오른팔을 펴면서 앞으로 죽 뻗고, 왼팔은 구부린 채로 뒤로 보낸다.

❷ 반대로 왼팔을 뻗고, 오른팔을 뒤로 보낸다. 팔에 힘을 빼지 말고 천천히 10회 반복한다.

❸ 다리의 위치를 바꿔서 같은 동작을 반복한다.

오래 계속해서 습관을 들이면 좋은 방법

목욕 후 팔 마사지 | 목욕한 다음 몸이 따뜻할 때 팔을 주물러 혈액순환을 좋게 하고 근육을 조여주면 팔에 탄력이 생긴다. 마사지 요령은 다음과 같다.

❶ 부드러운 죽염을 팔 전체에 바르고 팔목부터 어깨까지 문질러 자극한다.

❷ 손바닥에 죽염을 묻혀 팔뚝 살을 위로 올리듯이 마사지한다.

❸ 군살이 많은 팔뚝 부분을 엄지와 검지로 나선을 그리듯이 세게 집어 올린다.

❹ 팔꿈치를 구부려 팔꿈치 안쪽을 엄지로 천천히 누른다.

스트레스와 과로를 피한다 | 목을 숙인 채 서서 하는 일은 목과 팔의 근육을 항상 피로한 상태로 만든다. 여기에 스트레스나 과로로 기운이 약해져 목과 팔 근육의 긴장이 더 심해지면 혈액순환이 나빠져 팔뚝 비만이 되기 쉽다. 명상이나 음악 감상을 자주 해서 심신을 안정시키고 자기 전에 혈액순환을 돕는 포도주를 반 잔 정도 마시는 것도 도움이 된다.

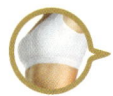 **등에 살이 쪄 옷맵시가 안 난다**

등에서 허리로 이어지는 부분에 살이 찌면 옷맵시가 나지 않고 나이도 들어 보인다. 잘못된 자세도 등에 살이 찌는 원인. 의자에 앉을 땐 등받이에 허리와 등을 붙이고 앉는 습관을 들이도록 한다.

가장 효과적인 방법

팔굽혀펴기 | ❶ 바닥에 엎드려 두 손을 어깨너비로 벌려 바닥을 짚고, 팔꿈치를 굽힌다. 숨을 들이쉬면서 얼굴을 바닥에 댄다.

❷ 숨을 내쉬면서 머리부터 시작해서 천천히 상반신을 일으켜 세운다. 이때 등을 완전히 젖혀야 한다. 5~10회 반복하면 등뼈가 유연해진다.

팔꿈치 굽혀 가슴 들어 올리기 | ❶ 등을 대고 누워서 팔꿈치를 굽혀 바닥에 댄다.

❷ 팔꿈치로 몸을 지탱한 채 가슴을 위로 들어 올린 상태에서 5초 동안 정지한다. 이때 숨은 들이쉬는 것이 아니라 내쉬는 것이 포인트다. 10회 반복한다.

엎드려 발목 잡아 올리기 | ❶ 엎드려 누운 상태에서 두 손으로 발목을 잡아 들어 올린다.

❷ 반동을 주어서 앞뒤와 양옆으로 몸을 굴리면 더욱 효과적이다. 20회 반복 실시한다.

등살 빼기 2단계 셰이프업 | ❶ 수건을 어깨너비로 잡고 팔을 앞으로 죽 편 후 앞뒤로 움직인다. 1세트에 10회 실시한다.

❷ 다리를 어깨너비로 벌리고 서서 손을 뒤로 깍지 낀 채 숨을 내뱉으면서 위로 올려 어깨 중심으로 가져오면서 등의 근육을 조인다. 1세트에 10회 실시한다.

오래 계속해서 습관을 들이면 좋은 방법

항상 허리와 등을 곧게 편다 | 근육이 굳으면 살이 되는 것은 등도 마찬가지다. 항상 긴장하고, 자세를 바로잡는 것이 중요하다. 허리를 펴고 서는 습관을 들이자. 주머니에 손을 넣거나 고양이 등으로 서 있는 것은 피하자.

바른 자세로 걷는다 | 걸을 때는 자신의 보폭만큼 다리를 벌리고, 허벅지와 무릎 뒤쪽의 근육을 죽죽 펴듯이 걷는 것이 포인트다. 또한 아래를 보고 걸으면 한쪽 어깨에만 살이 붙으므로 시선은 정면을 향해야 한다. 착지할 때는 반드시 뒤꿈치가 먼저 땅에 닿게 해야 한다.

바로 앉는다 | 앉는 자세가 잘못되면 등에 군살이 붙는다. 앉을 때는 등 근육과 허리를 죽 펴고, 다리는 직각이 되도록 앉는다. 등을 펴고 앉는 습관을 들이면 등뿐 아니라 배와 옆구리 살까지 빼는 효과를 얻을 수 있다.

올바른 속옷 선택 | 잘못된 브래지어는 등살을 더욱 도드라져 보이게 한다. 따라서 브래지어를 고를 때는 어깨끈과 옆선이 굵은 것을 선택해야 한다. 너무 강하게 조이거나 얇은 것은 등살을 올록볼록하게 만든다. 활동성이 좋은 스포츠 브래지어는 옆선이 넓어서 처진 등살을 눌러주는 효과가 있다.

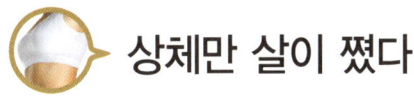 **상체만 살이 쪘다**

가슴, 옆구리, 등, 배 등 특히 상체에 살이 찌는 타입이 있다. 일반적으로 상체는 다른 부위에 비해 활동량과 근육의 움직임이 적기 때문에 혈액순환 또한 원활하지 못해 살이 찌기 쉽다. 잘못된 다이어트가 원인일 수도 있다. 절식을 하거나 한 가지 식품만 먹는 원푸드 다이어트를 장기간 계속하면 일시적으로 체지방이 줄어 효과가 있는 듯하지만 요요 현상을 더 심각하게 만든다.

가장 효과적인 방법

목·어깨·등·팔의 군살을 한 번에 뺄 수 있는 셰이프업 | 아침에 일어나 세수를 하기 전에 욕실에서 거울을 보며 잠깐 동안 실시하는 운동이다. 세수를 안 하는 경우는 거의 없으므로 매일매일 잊지 않고 할 수 있어 효과적이다.

❶ 수건을 잡고 팔을 죽 뻗어 올려 좌우로 움직여준다.
❷ 그다음 팔을 내려 좌우로 움직여준다.

벽 마주 보고 서서 팔굽혀펴기 | 40~50cm 정도 떨어져 벽을 마주 보고 선 후 양팔을 벽에 댄다. 이때 팔은 어깨너비로 벌리고 어깨 높이와 평행해야 한다. 이 자세에서 발을 바닥에 고정시킨 후 팔만 굽혔다 폈다 하는 동

작을 실시한다. 이때 엉덩이가 움직이지 않아야 하고, 1세트에 20회, 2세트 실시한다. 1세트 후 30초 정도 쉬었다 다시 반복한다.

오래 계속해서 습관을 들이면 좋은 방법

좋은 물, 충분히 마시기 | 물을 마시면 지방까지 녹는다_물과 기름은 서로 섞이지 않는 성질이 있다. 하지만 몸속에서 만나면 물이 지방을 수소와 이산화탄소로 분리시켜 기체로 변화시키고 지방뿐 아니라 단백질 등 영양소를 분해해 몸 안에 쌓인 불필요한 영양분을 제거해준다.

다이어트 식이요법 | ● 음식을 천천히 먹는다_위가 배부르다는 것을 느끼기까지는 30분 정도 걸린다. 먹는 속도가 빠르면 배가 부를 때까지 계속 먹게 되므로 과식을 하는 경우가 많다. 그러므로 음식은 최소한 30분 이상 먹도록 한다.

● 단것을 먹기 전에 우유를 마시면 좋다_우유는 소화 시간이 오래 걸리는 음식이다. 달콤한 것이 먹고 싶어지면 초콜릿이나 사탕 등을 먹기 전에 우유를 마신다. 그러면 일단 배가 불러서 먹는 양이 조절된다.

● 식이섬유로 비만을 방지한다_식이섬유가 많이 들어 있는 야채, 해조류, 과일, 감자류는 저칼로리 식품들이다. 먹으면 배가 든든해서 칼로리 섭취를 억제해준다. 또 식이섬유가 많은 식품은 잘 씹어야 하므로 천천히 먹게 되어 과잉 섭취를 방지할 수 있다.

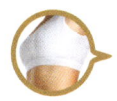 # 어깨에 군살이 많고 반듯하지 않다

어깨가 곧고 반듯하면 옷맵시도 좋고 당당해 보인다. 어깨의 뭉친 근육을 그때그때 풀어주고 군살이 붙지 않게 마사지해주면 반듯한 어깨선을 유지할 수 있다.

가장 효과적인 방법

아령 운동 | ❶ 아령을 들고 팔을 가볍게 벌린 후 양어깨를 교대로 돌린다. 1세트에 10회씩 두 번 반복한다.

❷ 아령을 머리 위에서 양손으로 겹쳐 잡은 자세에서 팔을 직각으로 굽혀 내렸다 들어 올리는 동작을 반복한다. 1세트에 10회씩 두 번 반복한다.

팔 누르기 | 왼팔을 굽혀 그 사이로 오른팔을 넣는다. 오른팔의 팔꿈치를 왼손 쪽으로 천천히 잡아당겨 숫자 10까지 센다. 반대편 팔도 같은 방법으로 실시한다.

팔꿈치 당기기 | 양팔을 머리 뒤로 올린 후 구부려 왼쪽 손바닥으로 오른쪽 팔꿈치를 서서히 당겨 숫자 10까지 센다. 반대쪽도 마찬가지로 실시한다.

오래 계속해서 습관을 들이면 좋은 방법

어깨 군살 빼는 벽 밀기 운동 | 이 운동은 어깨의 군살 제거는 물론 종아리에도 강하게 힘이 들어가기 때문에 종아리의 필요 없는 지방을 연소하는 데도 도움이 된다. 설명만으로는 별로 힘이 들어 보이지 않지만 매우 힘든 유산소운동이다. 첫 주에는 3세트만 실시하고, 둘째 주에는 4세트, 셋째 주에는 5세트, 넷째 주 이후부터는 6세트를 실시한다.

❶ 먼저 장애물이 없는 벽 앞에 50cm 간격을 두고 선다. 양쪽 손바닥을 벽에 대고 몸의 중심이 벽 쪽으로 쏠리도록 점차 뒤로 물러선다. 즉 벽을 있는 힘껏 그러나 서서히 밀어내면 된다.

❷ 더 이상 물러서지 못할 때까지 물러서서 발가락에 힘을 주고 벽을 힘차게 민다.

❸ 한 번 밀 때 힘을 빼지 말고 계속 밀다가 더 이상 힘이 들어 밀지 못하면 30초간 휴식하고 나서 다시 시도한다. 단 휴식 시 절대 발을 움직이거나 벽에서 손을 떼면 안 된다.

❹ 위와 같은 동작을 5회 반복한 후 편하게 앉은 자세에서 3분간 휴식을 취한다. 다시 벽을 미는 동작을 6회 실시, 그런 다음 3분 휴식한다.

살 빼는 생활 습관 | ● 미인은 잠꾸러기_충분히 자지 않으면 노폐물이 밖으로 배출되지 않는 대사장애가 생길 수 있다. 매일 6~8시간의 충분한 수면으로 건강하고 예쁜 피부를 가꾸자.

● 해초, 콩, 견과류를 충분히 섭취_미역이나 파래, 다시마 등은 신진대사를

도와 부기를 예방하기에 좋은 식품이다. 콩, 해바라기 씨, 호두 등 견과류에 들어 있는 비타민 B도 부기를 예방하는 데 좋다.

● **생활 속에서 에너지 소비**_생활 속에서 에너지를 효과적으로 소비한다. 설거지를 할 때는 까치발을 들고, 방바닥을 닦을 때는 팔 움직임을 힘차게 한다.

복부 비만 | 상체 비만 | **하체 비만** | 얼굴 비만

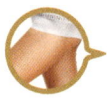 # 다리 전체가 굵다

지방이 엉덩이나 허벅지, 장딴지에 집중적으로 분포된 경우에 해당한다. 이 부분은 운동으로 근육을 붙이면 오히려 더 굵어질 수 있다. 유산소운동으로 서서히 지방을 연소하는 것이 좋다.

가장 효과적인 방법

부기를 빼주는 발 목욕법 | 따뜻한 물에 발을 10분 정도 담근 후 발목 돌리기와 발가락 꼼지락거리기 운동을 한다. 끝나면 찬물에 2분 정도 담가 마무리한다. 평소에는 1~3회 번갈아 하면 피로가 풀리는데, 매우 지친 날엔 5회 정도 되풀이해준다.

슬리밍 크림 & 석고 팩 | 사고로 깁스를 오래 하고 있으면 깁스를 한 쪽과 하지 않은 쪽이 차이가 나듯이 석고 팩은 조여주는 작용이 있어 날씬해지는 효과를 얻을 수 있다. 여기에 슬리밍 크림을 먼저 발라주면 석고가 내는 열로 크림의 침투가 극대화되어 효과가 매우 뛰어나다. 석고 팩은 금방 굳

으므로 걸쭉하게 개서 빨리 다리에 붓고 모양을 잡아 석고의 열이 식을 때까지 붙여둔다. 2일 간격으로 하다가 3일, 4일, 5일 순으로 간격을 넓혀 팩을 한다. 석고는 화장품이나 미용 재료 파는 곳에서 구입할 수 있다.

효과 두 배! 발 목욕법

❶ 몸이 피곤한 상태라면 따뜻한 물에 천연 소금을 약간 넣고 발을 잠시 담근다.
❷ 발이 부어 있다면 따뜻한 물에 사과 식초 같은 과일 식초를 넣고 발을 담근다.
❸ 한약 약재상에서 박하를 사서 끓는 물에 우려낸 후, 그 물에 발을 담그면 피로 회복에 효과적이다.

슬리밍 제품, 효과 두 배로 올리는 법

❶ 샤워 후나 각질을 제거한 후 바르면 흡수가 빨라 효과적이다.
❷ 매일 밤 일정량을 바르는 게 좋다. 크게 원을 그리면서 마사지하듯 바른다.
❸ 대개 군살 제거용은 흡수가 빠르고, 탄력 강화 제품은 흡수가 느리다. 탄력 강화 제품을 사용할 땐 흡수될 때까지 충분히 마사지한다.
❹ 제품을 바르고 랩을 씌운다. 체온이 랩 안을 데워주어 흡수가 잘되도록 도와준다.

오래 계속해서 습관을 들이면 좋은 방법

생활 속에서 실천하는 다리 다이어트 | ● 의자에 앉아 발바닥으로 공이나 빈 병 굴리기_손바닥과 마찬가지로 발바닥에도 온몸의 기관과 연결된 반사점이 있다. 따라서 발바닥을 지압하면 피로도 가시고 다리도 가벼워진다.

● 맥주병으로 종아리 밀기_마사지로 자극을 주면 혈액순환이 활발해지는 원리를 이용해 집에서 맥주병이나 밀대로 종아리나 허벅지 등 두꺼운 부분을 밀어보자. 꾸준히 해야 효과를 얻을 수 있다.

● 맨발 워킹_건강한 사람도 저녁에는 발이 붓게 마련이다. 집에서는 양말을 신지 않고 맨발로 걸어다니면 발바닥에 자극을 주어, 뭉쳐 있는 피를 돌게 하고 몸을 따뜻하게 해준다. 맨발로 습한 잔디 위를 걷는 것도 발에 수분을 공급해 더없이 좋다.

● 다리 피로를 풀어주는 온냉 샤워_피로해진 다리에 샤워기로 찬물을 강하게 뿌려주면 효과적이다. 발가락 외에 다리 전체에도 해준다. 뜨거운 물을 뿌리고 마지막에 찬물로 마무리한다. 주의할 점은, 따뜻한 물 다음에 찬물을 뿌릴 때는 반드시 심장에서 먼 손과 발부터 먼저 한다.

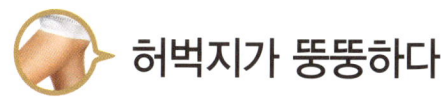 # 허벅지가 뚱뚱하다

앉아만 있는 생활, 칼로리 초과 등으로 몸에 붙는 지방은 심장에서 멀고 격렬하게 근육을 사용할 기회가 적은 허벅지에 집중적으로 쌓인다. 허벅지를 격렬히 움직이는 활동을 전혀 하지 않으면 노폐물 배출 등 대사도 원활하지 못하고 지방이 연소되기도 어렵다. 그래서 점점 더 살이 몰리게 된다. 특히 허벅지 안쪽 부분은 방심하면 살이 찌기 쉽다.

가장 효과적인 방법

유산소운동 | 허벅지 비만을 해소하기에 좋은 운동은 실내 자전거 타기, 걷기, 조깅, 계단 오르기, 스텝 머신 등 하체를 주로 움직이는 것이다. 실외 운동보다는 실내 운동이 더 효과적이며, 땀이 많이 나는 운동이 지방을 줄이는 데 훨씬 좋다. 줄넘기같이 무릎관절에 부담을 주는 운동은 삼간다. 체중을 어느 정도 감량한 후에는 웨이트트레이닝이나 수영 등으로 필요한 근육을 강화해주는 것이 올바른 운동 방법이다.

매일 하면 효과 만점, 종아리 셰이프업 | ● 의자에 앉아 다리 들어 올리기_ 등받이가 있는 의자에 앉아 손은 의자 방석 부분의 양끝을 잡는다. 오른쪽 다리를 들어 종아리가 당기는 느낌이 들도록 죽 뻗었다 내린다. 같은 방법

으로 왼쪽 다리도 실시한다. 번갈아 10회씩 실시한다.

● 발뒤꿈치 들어 버티기_의자 등받이 뒤쪽에 서서 등받이 위에 양손을 올린다. 다리는 약간 벌리고 서서 발뒤꿈치를 들어 올리고 정지했다 내린다. 이때 발뒤꿈치와 종아리, 허벅지 부위가 당기는 느낌이 들어야 한다.

부위별 마사지

허벅지 앞부분

● 피로를 해소하는 마사지_한쪽 다리를 의자에 올려놓고 무릎을 구부린다. 양손의 엄지를 모아서, 무릎부터 허벅지가 시작되는 부분까지 7~8군데를 1초씩 누른다. 허벅지를 세 줄로 나누어 각 1회씩 실시한다. 반대편 다리도 같은 방법으로 실시한다.

● 혈액순환을 좋게 하는 마사지_의자에 한쪽 다리를 올려놓고 무릎을 굽힌다. 양손을 주먹 쥔 후 새끼손가락 쪽 측면으로 무릎부터 허벅지가 시작되는 부분까지 빠르고 가볍게 탁탁 친다. 3회 왕복하고 반대편 다리도 똑같이 실시한다.

● 지방을 빼는 마사지_다리를 어깨너비만큼 벌리고 의자에 앉는다. 양손 손가락 끝을 안쪽으로 향하게 하고, 손바닥으로 무릎부터 허벅지 시작 부분까지 7~8군데를 1초씩 누른다. 양쪽 다리에 2회 실시한다.

허벅지 바깥쪽

● 피로를 해소하는 마사지_다리를 넓게 벌리고 앉아서 허벅지 바깥쪽을 주먹으로 무릎부터 허벅지 시작 부분까지 가볍게 두드린다. 양다리를 동시에

3회 왕복 실시한다.

● 군살을 빼는 마사지_양쪽 무릎을 세우고 앉아 다리를 모은다. 손바닥으로 허벅지 바깥쪽의 무릎부터 허벅지 시작 부분까지 5~6군데를 2~3초씩 누른다. 무릎을 밀 듯이 힘을 주어 2회 정도 실시한다.

● 근육을 풀어주는 마사지_의자에 앉아서 다리를 꼰다. 올린 다리의 허벅지 바깥쪽 5~6군데를 1초씩 손으로 집는다. 3회 실시한 다음 다리를 바꾸어 똑같이 마사지한다.

허벅지 안쪽

● 근육을 풀어주는 마사지_다리를 약간 벌린 듯 옆으로 의자에 앉아 양손의 엄지를 모아 무릎부터 허벅지 시작 부분까지 오른쪽 다리의 허벅지 안쪽을 7~8군데를 2~3초씩 누른다. 다리를 바꾸어 각각 2회씩 실시한다.

● 혈액순환을 좋게 하는 마사지_다리를 죽 펴고 의자에 앉아서 오른쪽 다리를 올리고 오른손으로 발목을 잡는다. 왼손으로 무릎부터 허벅지 시작 부분까지 오른쪽 다리의 허벅지 안쪽 7~8군데를 손으

● 허벅지 안쪽 마사지

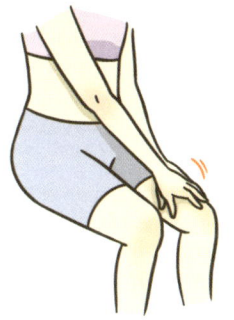

근육을 풀어주는 마사지

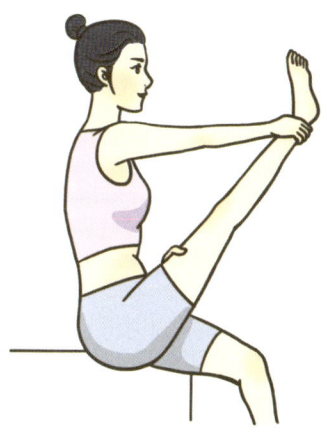

혈액순환을 좋게 하는 마사지

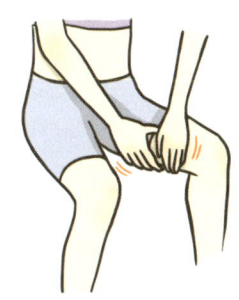

지방대사를 높이는 마사지

로 집는다. 다리를 바꾸어 3회씩 실시한다.

● **지방의 대사를 높이는 마사지**_다리를 어깨너비만큼 벌리고 의자에 앉는다. 양손으로 무릎부터 허벅지 시작 부분까지 오른쪽 다리의 허벅지 안쪽 5~6군데를 2~3초씩 집는다. 왼쪽도 같은 방법으로 실시한다.

오래 계속해서 습관을 들이면 좋은 방법

목욕하면서 스트레칭 | 38℃ 정도의 물이 담긴 욕조에 앉아 한쪽 무릎을 세우고 반대편 발에 타월을 건다. 다리를 쭉 펴면서 양손으로 타월을 가슴 쪽으로 당긴다. 이때 다리가 굽혀지지 않도록 하는 것이 포인트다.

쉬는 시간에 허벅지 두들겨주기 | 다리를 쭉 펴고 가볍게 주먹을 쥔 다음, 허벅지 옆을 두들겨준다. 엉덩이에서 허벅지, 무릎관절, 발목까지 가볍게 탁탁 두들기며 내려간다. 무릎관절은 특히 기혈이 가장 정체되기 쉬운 곳이므로 정성스럽게 두들긴다. 순서를 거꾸로 하면 효과가 없다.

식이요법 | 하체 비만의 경우 절대 피해야 할 음식을 구분 짓는 기준은 그 음식이 몸에서 흡수·분해될 때 얼마나 많은 대사물과 노폐물을 남기느냐 하는 것이다. 하반신이 뚱뚱하면 대부분 신진대사가 잘 안 되고 혈액순환이 원활하지 않는 등 몸의 상태가 좋지 않은 경우가 많으므로 되도록 소화 흡수 시 몸에 부담이 가지 않는 식품을 골라서 먹도록 한다.

● **빵 대신 밥**_밥은 하반신 다이어트에 가장 이상적인 식품. 각종 탄수화물

식품 중 비교적 낮은 열량으로 우리 몸에 필요한 양질의 탄수화물을 제공해주고 포만감도 오래간다.

● 생야채나 샐러드는 그만_생야채와 샐러드가 비만 해소에는 도움이 될지 몰라도 하체 비만에는 좋지 않다. 되도록 섭취를 자제하고 하반신 비만인 경우에는 채소를 먹어도 그냥 먹는 것보다는 삶거나 데쳐 먹는 것이 좋다. 또 과일도 너무 많이 섭취하면 오히려 부종, 무 다리의 원인이 될 수 있다.

● 물로 식욕을 줄이겠다는 생각은 금물!_하체 비만인은 물을 일부러 많이 마실 필요는 없다. 목이 마르면 조금씩 나누어 마신다. 녹차로 대신해도 좋다.

● 미네랄과 비타민의 충분한 섭취는 허벅지 다이어트의 필수_김, 다시마, 청각, 미역과 같은 해초류를 섭취하는 좋다. 특히 김은 미네랄과 비타민이 풍부한 이상적인 식품이다.

● 가공식품과 인스턴트식품은 No!_라면, 피자, 카레 등의 가공식품이 다이어트의 천적이라는 사실은 이미 잘 알려져 있다. 이들은 하체 비만을 일으키는 주범이다. 칼로리가 높은 것은 둘째 치더라도 이 음식들은 하체만을 뚱뚱하게 하는 모든 요소들을 가지고 있다.

● 커피와 다이어트 콜라는 끊자_커피와 다이어트 콜라는 그 자체가 열량이 낮다 해도 몸의 정상적인 기능을 저해한다. 특히 과도한 양의 커피는 수분 배출에 중요한 역할을 담당하는 칼륨의 손실을 가져와 수분이 체내에 쌓이도록 만든다. 수분이 적체되면 제일 먼저 반응이 일어나는 곳이 다리고, 혈액순환 장애와 함께 지방의 적체가 시작되는 것이다.

● 다이어트 중에는 금주_하반신 비만인들은 다이어트 중에 술 마시는 것을 금해야 한다. 술 자체의 칼로리도 문제지만 술의 주요 성분인 알코올이 체내 필요 영양소의 흡수를 방해하기 때문에 살은 빠질지 몰라도 건강에 좋지 않다. 만약 술을 피할 수 없다면 칵테일만이라도 피한다. 도수가 낮은 술을 많이 마시기보다는 한 가지 종류를 약간 마시는 게 낫고, 이것저것 섞어 마시는 칵테일보다는 한 종류의 술을 마시는 편이 낫다.

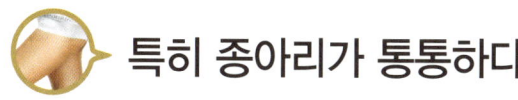 ## 특히 종아리가 통통하다

종아리에 야구공만 한 알통이 생겼다면 갑작스런 운동이 원인일 수 있다. 스트레칭과 마사지, 스팀 타월 등을 이용해 근육을 풀어주면 효과를 볼 수 있다.

가장 효과적인 방법

수영 | 알통의 천적은 근육운동이다. 짧은 시간 안에 힘들게 해야 하는 줄넘기나 자전거 타기가 그중 가장 좋지 않고, 근육 전체를 천천히 사용하는 수영이나 조깅이 제일 좋다. 수영은 천천히 해야 한다.

매일 실시, 토끼뜀 뛰기 | 쪼그리고 앉아 손은 귀를 잡거나 뒷짐 진 자세로 제자리에서 토끼뜀 뛰기를 하면 군살도 빠지고 탄력 있는 다리 라인을 가꿀 수 있다. 1세트에 10회씩 4세트 실시하고 세트와 세트 사이에 잠깐씩 쉰다. 종아리와 허벅지 군살 제거 효과가 뛰어나다.

매끈한 종아리를 만드는 체조 | ❶ 벽 앞 13cm 정도 떨어진 지점에 책을 3~4권 쌓아놓은 후 그 위에 올라선다. 이때 책 위에 올린 발은 붙이지 말고 약간 떨어뜨린다. 발뒤꿈치는 바닥으로 떨어뜨린다. 종아리근육이 시원하게 당기는 느낌이 들어야 효과가 있으므로 책 높이는 당겨지는 느

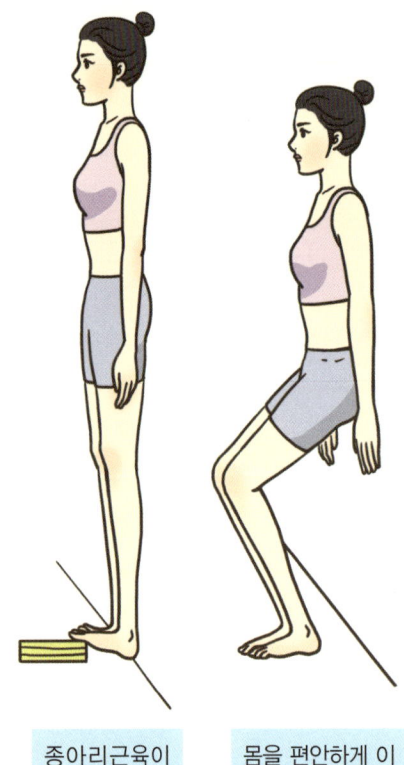

종아리근육이
당겨야 효과가
있다

몸을 편안하게 이
완시키고 시선은
정면을 향한다

낌에 따라 조절한다. 천천히 10회 정도 센 후 내려온다.

❷ 책에서 내려와 벽에서 15cm 정도 떨어진 지점에 양발을 붙이고 서서 상체를 벽에 기대고 무릎을 굽힌다. 무릎관절에 무리가 가지 않을 정도만 굽히는 것이 포인트다. 천천히 10까지 숫자를 센 후 무릎을 펴고 선다. ①과 ②의 동작을 순서대로 두 번씩 실시한다.

유형별, 통통한 종아리 해결법

원인 1_ 발목부터 종아리 사이 1/3 지점에 야구공만 한 알통이 생겼다면 원인은 갑작스런 운동 때문일 가능성이 높다. 운동을 하거나 오래 걸으면 근육이 뭉치기 시작한다. 우선 스팀 타월로 종아리 피로를 풀어준 후 가장 아픈 부분을 손으로 문질러 근육을 풀어준다.

원인 2_ 발목 바로 위부터 두꺼운 알통이 생겨 다리 전체가 토실토실하다면 비만에 의해 근육과 지방이 함께 발달한 경우다. 이런 사람은 다이어트와 함께 다리의 지방을 우선 줄이고 상체를 가볍게 해, 근육이 더 이상 발달하지 않도록 해야 한다. 병으로 문지르기, 다리 올리기, 슬리밍 크림을 바르고 랩 씌우기 등의 방법이 효과적이다.

원인 3_ 종아리 1/2 부위부터 알통이 상당히 단단하게 붙어 있다면 체중이 갑자기 늘어 하체가 저절로 발달한 경우다. 끊임없이 문질러주고 손가락으로 근육을 길게 주물러주는 방법이 효과적이다. 다리를 벽면에 대고 높이 드는 동작, 다리를 머리보다 높게 들어 올려주는 동작도 도움이 된다.

오래 계속해서 습관을 들이면 좋은 방법

탱탱하게 경직된 근육을 풀어주는 족탕 | ❶ 발을 담글 수 있을 정도의 뜨거운 물을 세숫대야에 붓고 발목까지 담근다. 이때 양손으로 발 마사지를 해준다.

❷ 미리 여분의 뜨거운 물을 준비해 물이 식지 않도록 계속 부어주며 온도를 유지한다. 취침 전 매일 저녁 15분씩 하면 좋다.

발 마사지 | ❶ 엄지손가락으로 비스듬히 엄지발가락 아래 넓은 부분의 바로 밑을 눌러준다.

❷ 발바닥 중앙의 바닥에 닿는 두툼한 부분을 양 손가락으로 꾹 눌러준다.

❸ 엄지와 검지로 발꿈치 뒤를 둥글게 잡아 압박한다. 통증이 느껴지도록 눌러줘야 하며, 5회 정도 반복한다.

❹ 발등의 발가락 뼈 사이사이를 양손의 엄지손가락을 모아 눌러준다.

❺ 발을 바닥에 디딘 채로 손가락으로 발가락의 양옆을 눌러준다. 혈액의 흐름을 원활하게 해주는 효과가 있다.

❻ 발가락 끝에 있는 지압점을 자극하기 위해 엄지와 검지로 발가락의 바닥 쪽을 하나하나 눌러준다. 발가락을 손가락으로 잡아당기면서 떼는 것이 포인트다.

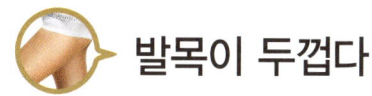 **발목이 두껍다**

발목은 선천적인 이유나 생활 습관으로 인해 두꺼워지는 경우가 많다. 오래 앉아 있는 사람은 발목이 붓기 쉽다. 쉬는 시간에 발을 올려놓아 피를 위쪽으로 흐르게 하도록 하자. 발목이 두꺼워지는 원인을 알기 위해서는 음식을 짜게 먹어 물살이 찐 것은 아닌지, 잠이 너무 부족한 것은 아닌지, 변비나 월경이 원인인지, 신장이 안 좋은지를 파악하는 것이 중요하다. 수분대사를 촉진하는 미역, 다시마 등 해초류를 섭취해 부종을 해결하자.

가장 효과적인 방법

발목 스트레칭 | ❶ 다리를 어깨너비만큼 벌린 뒤, 발뒤꿈치를 든 상태에서 무릎을 구부린다. 손은 자신이 느끼기에 편안한 상태로 둔다. 이때 발뒤꿈치는 절대로 땅에 닿지 않도록 하고 그 상태에서 무릎만 구부렸다 폈다를 반복한다. 10회 실시한다.

❷ 의자에 앉아 발뒤꿈치는 붙인 채, 발 앞부분을 최대한 앞쪽으로 당겨준다. 그리고 7초간 멈춰 있는다. 10회 실시한다.

❸ 왼쪽 다리를 죽 편 후, 오른쪽 다리를 왼쪽 허벅지에 올려놓는다. 펴진 다리가 구부러지지 않도록 주의하면서 발목을 양쪽으로 돌려준다. 번갈

아 10회 실시한다.

목욕법 | 하루의 부기는 목욕으로 해소한다. 특히 입욕은 혈행을 좋게 해서 정체된 몸 안 수분의 흐름을 좋게 한다. 욕조에 들어가 천천히 몸을 따뜻하게 한다. 어깨까지 담근 채 장시간 있기 어려울 때는 반신욕을 해도 좋다. 땀이 나면 욕조에서 나와 손발, 얼굴과 머리에 물을 끼얹는다. 그리고 다시 욕조에 들어가 땀이 나면 몸에 물을 끼얹는다.

오래 계속해서 습관을 들이면 좋은 방법

수시로 발목 돌리기 | 가장 간편하게 할 수 있으면서 동시에 가장 효과적이다. 서 있을 때나 앉아 있을 때 수시로 발목을 돌려준다.

발끝으로 서 있기 | 발레리나처럼 발끝으로 서 있기를 생활화하면 발목이 예뻐진다. 발목의 근육이 긴장되어 라인이 예뻐지는 효과가 있다.

잠잘 때 쿠션 받치기 | 발에 생긴 부기가 오래가면 발목이 점점 두꺼워진다. 부기가 잘 빠지도록 잠잘 때 발에 쿠션을 받치고 자자. 따뜻한 물과 찬물에 번갈아 발을 담그는 온냉 족탕법도 부기를 빼는데 좋은 방법이다.

하이힐은 피할 것 | 하이힐은 아킬레스건을 긴장시켜 단단하게 만들기 때문에 발목이 두꺼워지는 원인이 된다. 림프선과 혈액의 흐름이 나빠져 발목에 부종이 생기고, 그것이 지속되면 발목이 두꺼워진다. 3~5cm 정도 굽의 로퍼가 적당하다.

복부 비만 | 상체 비만 | 하체 비만 | **얼굴 비만**

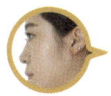 아침이면 얼굴과 눈이 붓는다

얼굴이 붓는 것은 혈액순환과 수분 대사가 악화된 결과 세포 내에 노폐물이 축적되어 일어나는 현상이다. 특히 아침에 얼굴이 붓는 원인은 깨어 있을 때보다 잘 때 피부의 수분 순환과 신진대사가 둔화되기 때문이다. 또한 피로와 스트레스, 수면 부족도 큰 비중을 차지한다. 평소 균형 있는 영양을 섭취하고 충분한 수면을 취하면 얼굴이 붓는 것을 어느 정도 방지할 수 있다.

가장 효과적인 방법

얼음 세안 & 마사지 | 얼음으로 세안을 하면 차가운 냉기가 혈관을 수축시켜 부은 피부를 가라앉힌다. 찬물과 얼음을 넣은 대야에 얼굴을 담갔다가 빼내는 방법으로 3~4회 반복 시행한다. 또 얼음을 이용해 팩을 하는 것도 효과적이다. 타월에 얼음을 싸서 얼굴에 직접 대거나 얼굴에 얇은 타월을 덮고 그 위로 비닐 팩에 싼 얼음을 지그시 눌러준다.

쿨 토닝 로션 팩 | 부은 얼굴을 진정시키기 위해서는 수분을 충분히 공급해주

는 것이 중요하다. 토닝 로션을 화장솜에 묻혀 2회 정도에 걸쳐 충분히 발라준다. 이때 토닝 로션이 차가우면 더 효과적이다. 화장솜에 토닝 로션을 듬뿍 적셔 냉장실에 넣어 15분 정도 지난 뒤 차가워지면 꺼내서 얼굴에 바르거나 얼굴에 얹어 팩을 한다. 그러면 부기도 가라앉히고 피부 긴장도 풀 수 있다.

녹차 티백 이용하기 | 녹차 티백을 이용해도 좋다. 우려먹고 난 녹차 티백을 버리지 말고 냉동실에 잠시 넣어두었다가 꺼내서 부은 얼굴이나 눈두덩에 올려놓으면 짧은 시간 안에 부기를 가라앉힐 수 있다.

피부에 탄력을 주는 얼굴 근육운동 | 얼굴 근육운동은 혈액순환을 촉진해서 부기를 빨리 없애줄 뿐만 아니라 얼굴 살을 탄력 있게 만들고, 얼굴선을 살리는 데 도움이 된다. 하루 10~20분만 따라 해보자.

● 눈썹 아래위로 움직이기_이마에 주름이 생길 정도로 눈을 위로 크게 뜨고 눈썹을 위로 올렸다가 얼굴을 펴면서 원래대로 돌아온다. 동작을 크고 확실하게 해야 한다.

● 눈 가볍게 감고 힘주기_눈을 가볍게 감은 다음 눈 주위 근육 전체에 힘이 가도록 한 뒤 정지한 상태로 100까지 센다. 처음부터 100까지 세면 눈이 얼얼한 느낌이 들므로 30부터 시작해 시간을 서서히 늘린다.

● 코 근육 움직이기_코를 훌쩍거리는 동작을 좀 더 세게 하면 된다. 코에 주름이 잡힐 정도로 코를 찡그렸다가 원래대로 돌려놓는다.

● 입 모양 최대한 늘리기_보조개가 생길 정도로 입 주위 근육에 힘을 주어 양끝으로 잡아당긴다.

오래 계속해서 습관을 들이면 좋은 방법

아침에 운동하기 | 아침에 부기를 없애는 가장 좋은 방법은 뭐니 뭐니 해도 운동이다. 아침에 운동을 하면 얼굴의 부기가 쏙 빠진다. 땀만 뺄 수 있다면 10분 정도의 짧은 운동도 상관없다. 뿐만 아니라 잘 걷지 않는 사람은 얼굴이 푸석푸석하고 잘 부기 쉬우므로 시간이 날 때마다 걷는 습관을 들이자.

충분한 수면은 기본 | 사람이 스트레스를 받는 것처럼 피부도 스트레스를 받는다. 스트레스를 받으면 제일 먼저 얼굴이 부기 시작한다. 따라서 되도록 매일 밤 10시 이전에 잠자리에 드는 것이 좋다.

리프팅 화장품 사용하기 | 모공을 조여주고 피부에 긴장감을 주는 리프팅 제품을 사용하는 것도 효과적이다. 리프팅 제품은 피부에 긴장감을 주기 때문에 부은 피부를 효과적으로 커버할 수 있다. 또 유분기 없는 영양 크림으로 마사지를 해서 혈액순환을 원활하게 해주는 것도 부기를 없애는 한 방법이다.

틈나는 대로 안면 근육운동 하기 | 얼굴을 움직여주는 안면 근육 체조는 얼굴의 부기를 가라앉히고 긴장을 완화시키는 효과가 있다. 일명 '아에이오우 셰이프업'은 입을 크게 벌리고 아, 에, 이, 오, 우를 발성하듯이 입과 주변 얼굴 근육을 움직여주는 방법이다. 목과 가슴근육이 움직일 만큼 입을 크게 움직이는 것이 요령이다. 특히 볼 부분이 많이 부었다면 볼 근육을 집중적으로 움직인다.

얼굴을 붓게 하는 나쁜 생활 습관들

❶ **엎드려 자거나 높은 베개를 베고 잔다_** 베개에 얼굴을 묻고 엎드려 자거나 베개의 높이가 지나치게 높으면 목뼈가 구부러져 목의 근육이 늘어지고, 얼굴이 붓는다. 너무 푹신하지 않은 낮은 베개를 사용하고 목의 균형을 유지해주면 부기를 예방할 수 있다.

❷ **무표정한 얼굴_** 얼굴 근육은 자주 사용하지 않으면 노화가 빨리 진행되어 피부가 늘어지고 지방이 쌓인다. 무뚝뚝한 표정을 하면 얼굴 근육이 약해져 신진대사가 원활하게 이루어지기 어려우므로 화를 내거나 웃거나 슬퍼하는 등 다양한 표정을 지어가며 근육운동을 하자.

❸ **짠 음식 먹는 생활 습관_** 염분이 많은 음식은 그만큼 수분의 섭취도 동반하므로 얼굴뿐 아니라 몸 전체에 불필요한 수분을 축적시켜 몸이나 얼굴이 붓는 결정적인 원인이 된다. 또 자기 전에 음식을 먹거나 필요 이상의 물을 마시는 것도 얼굴이 붓는 원인이다.

❹ **부족한 수면_** 잠이 모자라는 사람들은 신체의 리듬이 깨져서 얼굴의 수분 대사가 잘 이루어지지 않는다. 특히 얼굴의 신진대사가 제대로 되지 않는 것은 얼굴이 붓는 직접적인 원인이 될 수 있다.

❺ **턱을 자주 한쪽으로 괸다_** 한쪽으로 턱받침을 하면 턱과 목 관절에 부담이 가기 때문에 얼굴이 비뚤어진다. 또 전화기를 턱과 어깨 사이에 끼우고 오래 통화하는 것도 얼굴을 커지게 만드는 원인이 된다.

❻ **음식을 한쪽으로만 씹는다_** 한쪽 턱만 계속 사용하면 턱의 관절이 어긋날 뿐 아니라 사용하지 않는 볼이 처진다. 딱딱한 음식을 씹을 때는 어금니에 몸무게와 비슷한 힘이 실릴 정도이므로 그 영향을 무시할 수 없다. 양쪽 이를 골고루 사용하도록 신경 쓴다.

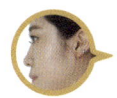 얼굴에 살이 쪄 볼이 처졌다

얼굴에 피하지방이 축적되면서 볼이 아래로 처지고 코 양옆에서 입까지 팔자 주름이 생겼다면 지방형 얼굴이다. 주변에서 비만인 사람의 얼굴을 유심히 보면 공통적으로 눈, 코, 입이 얼굴 중앙에 몰려 있는 것을 볼 수 있다. 몸은 별로 살찌지 않았는데 얼굴만 살이 찐 사람은 비만이 될 가능성이 높다. 따라서 전신 다이어트로 몸부터 가볍게 만든다.

가장 효과적인 방법

스팀 타월 마사지 | 방법은 간단하면서 효과는 기대 이상인 것이 스팀 타월 마사지다. 신진대사를 촉진하고 지방을 연소하는 효과가 있어 얼굴 살을 고르게 해주면서 혈색도 좋게 만든다. 뜨거운 수건을 만들어 얼굴에 대고 손바닥으로 가볍게 누른 후 얼굴이 후끈거릴 때까지 유지한다.

얼굴 체조 | 몸에 살이 찌면 에어로빅이나 운동을 통해 살을 빼는 것처럼 얼굴 살 역시 얼굴을 움직여주는 운동으로 뺀다. 얼굴 근육을 최대한 많이 늘려주고 당기는 얼굴 체조가 효과적이다.

❶ 얼굴 중에서도 지방이 가장 잘 붙는 곳은 뺨과 턱 부분이다. 입을 다물고 지방이 붙기 쉬운 뺨과 턱을 중심으로 근육을 상하좌우로 움직인다. 이

방법은 부기나 이중 턱을 없애는 데도 효과적이다.

❷ 눈 부분을 날씬하게 하려면 양쪽 눈썹머리를 중지로 가볍게 눌러준다. 중지 위에 인지를 겹쳐 눈머리 밑에서 콧등을 따라 상하로 천천히 마사지한다. 귀밑이나 광대뼈 밑의 경혈을 약간 아플 정도로 수시로 자극해주는 것도 좋다.

❸ 거울을 보고 온갖 기묘한 표정을 지어보는 것도 좋은 방법이다. 이때는 표정을 최대한 크게 지어 피부를 당기고 늘려줘야 한다. 자칫 우스꽝스러워 보일 수 있지만 매일 2주 정도 하면 얼굴에 붙은 불필요한 살이 정리되는 것을 느낄 수 있다.

샤워기로 물 마사지 | 수압을 이용해 얼굴 살을 빼는 방법도 있다. 얼굴에 샤워기를 대고 살이 많아 고민되는 곳에 집중적으로 뿌린다. 일종의 물 마사지로, 피부를 두드리는 패팅 효과가 커 부은 얼굴이나 살이 찐 얼굴을 갸름하게 하는 데 효과적이다.

오래 계속해서 습관을 들이면 좋은 방법

매일매일 스킨케어 | 세안이나 패팅, 보습까지 근육의 결을 따라서 한다. 뺨과 이마는 중심에서 바깥으로, 콧방울은 위에서 아래로, 입술은 중심으로 향하는 3가지 흐름을 기억해두자.

❶ 세안_메이크업을 지울 때나 세안을 위해 비누 거품을 묻힐 때는 반드시

근육의 결을 따라 부드럽게 한다.

❷ 헹구기_약간 따뜻한 물과 찬물을 준비해 번갈아가며 헹구면 온도 차가 모세혈관까지 자극해서 피부의 신진대사를 촉진하고 얼굴을 타이트하게 조여준다. 각각 3~4회씩 하고 마지막에는 찬물로 마무리한다.

❸ 패팅_세안 후에는 물기를 타월로 닦지 말고 얼굴을 손바닥으로 탁탁 두드린다. 조금 강하게 두드려야 얼굴 근육을 긴장시키고 라인을 조이는 효과가 있다. 물기가 없어질 때까지 계속해야 한다.

❹ 화장수 바르기_물에 한 번 적신 화장솜을 가볍게 짜서 스킨을 듬뿍 묻혀 패팅한다. 화장솜은 가운뎃손가락 안쪽에 대고 검지와 약지로 고정한 후 롤링하듯이 손가락으로 움직인다.

❺ 마무리_마지막으로 피부 타입과 상태에 따라 에센스나 크림 등을 바른다. 클렌징이나 거품 묻히기와 마찬가지로 근육의 결을 따라 부드럽게 바르는 것을 잊지 않도록 하자.

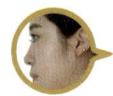 # 목에 살이 찌고, 주름이 있다

턱 밑으로 살이 많이 찐 '이중 턱'도 문제지만 나이가 들면서 피부에 탄력이 떨어져 두드러지는 목주름도 여성들에게는 고민이다. 잠자리 습관을 바르게 하고 베개만 잘 골라도 목에 살이 찌는 것을 방지하고 주름을 예방할 수 있다.

가장 효과적인 방법

코끼리 목을 가늘게 해주는 마사지 | 얼굴을 약간 들고 가운뎃손가락으로 귀밑의 목 앞부분을 꾹꾹 눌러준다. 약간 통증이 느껴질 정도로 10회 반복한다. 다음에는 턱 밑에서 목 전체에 걸쳐 손가락 끝으로 톡톡 두드려준다. 이를 5분간 반복한다.

목의 주름을 예방하고 늘어짐을 해소해주는 운동 | ❶ 목을 뒤로 젖히고 아랫입술을 앞으로 내밀어 아래턱을 밀어내듯이 하여 다섯을 센다.

❷ 어깨를 똑바로 펴고 목이 당기는 느낌이 들 때까지 앞으로 숙인다. 이때 어깨가 아닌 목만 움직이는 것이 포인트다. 그런 다음 반대로 목을 쫙 펴주는 느낌으로 머리를 뒤로 젖힌다. 이를 10회 반복한다.

❸ 정면을 향한 상태에서 목을 천천히 오른쪽으로 돌려 열을 센다. 원래 위

치로 돌아와 다시 왼쪽으로 돌려 열을 센다. 이를 3회 반복한다.

❹ 어깨와 허리를 꼿꼿이 펴고 목으로 크게 원을 그린다. 왼쪽, 오른쪽 번갈아가면서 실시한다. 목에 무리가 가지 않도록 천천히 한다. 이를 10회 반복한다.

❺ 손을 어깨너비로 펴서 손등이 위로 오게 한 다음 어깨를 가볍게 올렸다 내렸다를 반복한다. 목을 꼿꼿이 세우고 얼굴은 움직이지 않도록 한다. 이를 10회 반복한다.

오래 계속해서 습관을 들이면 좋은 방법

올바른 잠자리 습관 | 물론 등을 대고 일자로 누워서 자는 것이 가장 좋다. 이때 베개로 목을 받쳐주고, 뒷머리는 최대한 바닥에 닿도록 한다. 간혹 목에 주름이 생기거나 불편하다는 이유로 베개를 안 베는 이들도 있는데, 이럴 경우 목뼈 전체에 부담을 주어 목 근육에 더욱 무리가 생긴다.

베개 선택 요령 | 베개의 높이는 자신의 팔뚝 굵기가 적당하다. 보통 체격의 남성은 4~6cm, 여성은 3~4cm가 적당하다. 평균보다 마르거나 살이 찐 체형은 이보다 1~2cm 낮거나 높게 하면 된다. 길이는 어깨너비보다 긴 것이 좋고, 머리에서 어깨까지 골고루 받쳐줄 수 있도록 50cm 정도의 폭이 알맞다.

아름다운 목을 만드는 스트레칭 | ❶ 관자놀이 주위에 한쪽 손을 대고 머

리와 손 양방향에서 최대한 힘을 주어 서로 밀어준다. 7~10초 한 후 3분 휴식, 이를 3회 반복한다. 왼쪽, 오른쪽을 번갈아가며 실시한다.

❷ 반대편 손으로 관자놀이까지 머리를 쥐듯이 하여 옆으로 끌어당긴다. 미묘한 각도로 기분 좋은 아픔이 느껴지는 부분을 찾아 각각 10초 정도 한다.

❸ 양 손바닥으로 이마를 누르고 손과 이마를 서로 민다. 이중 턱에도 효과적인 운동이다. 7~10초 한 후 3분 휴식하고, 이를 3회 반복한다.

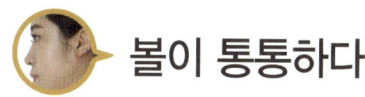 **볼이 통통하다**

볼살이 통통하면 젊고 건강한 느낌을 주지만 지나칠 경우에는 얼굴이 부어 보이고 커 보인다. 광대뼈와 주변의 경혈을 마사지하면 광대뼈를 집어넣는 것은 물론 늘어진 볼살도 깔끔하게 정리할 수 있다.

가장 효과적인 방법

손가락을 사용해서 볼살 빼기 | ❶ 볼 가운데 부분을 가운뎃손가락으로 누른 다음 입을 동그랗게 만든다. 그 상태로 입을 크게 벌린 후 30을 센다. 이때 가운뎃손가락으로 볼 근육의 움직임을 느끼는 것이 중요하다.
❷ 볼에서 턱까지 이어지는 라인을 부드럽게 주물러준다. 한 번에 좌우 2회씩 반복한다.
❸ 입 주위를 귀 쪽으로 당긴다는 느낌으로 입을 가로로 벌린다.
❹ 코 밑에 손가락을 댄 다음 아랫입술을 안쪽으로 말아들여 30까지 센다.

오래 계속해서 습관을 들이면 좋은 방법

볼을 탄력 있게, 볼 마사지 | 볼 마사지를 꾸준히 하면 볼살이 정리되는 효과를 얻을 수 있다. 마사지 크림을 바른 다음 턱 끝에서 귀밑, 콧방울에서

관자놀이, 입 끝에서 귀 중앙으로 3등분하고 나선형을 그리듯이 손놀림을 해준다. 콧방울에서 귀 중간 쪽으로 손가락을 활용해 죽 늘리는 기분으로 올려주고, 손바닥을 옆으로 해서 귀 쪽으로 늘리듯 밀어준다.

빵빵한 윗볼 빼기 운동 | ❶ 입을 가볍게 다물고 양쪽 입가를 천천히 올린 다음 5초 동안 유지한다.

❷ 입을 다물고 오른쪽 부분을 비뚤어지게 옆으로 올린 다음 5초간 유지한다. 왼쪽도 동일하게 한다.

❸ 입술이 안 보이도록 안쪽으로 오므린 후 직선이 되도록 꽉 다문다.

❹ 입 주위를 긴장시킨 상태로 아랫입술만 살짝 아래로 벌린다. 그 상태를 5초간 유지한다.

❺ 입을 가볍게 벌리고 코를 들어 올린다는 기분으로 코 윗부분 근육을 끌어올린다.

❻ 다시 원래 상태로 한 다음 입을 자연스럽게 다문다. 이를 몇 번 반복한다.